PILATES

Die besten Übungen für Einsteiger und Fortgeschrittene

FIT & GESUND

Astrid Rupprecht

Compact Verlag

Bisher sind in dieser Reihe u. a. erschienen:

- Bauch, Beine, Po
- Fitness für zwischendurch
- Laufen
- Nordic Walking
- Sanftes Rückentraining
- Sauna, Dampfbad und Co.
- Stretching
- Wohlfühlmassagen
- Yoga

© 2009 Compact Verlag München
Alle Rechte vorbehalten. Nachdruck, auch auszugsweise,
nur mit ausdrücklicher Genehmigung des Verlages gestattet.
Alle Angaben wurden sorgfältig recherchiert, eine Garantie
bzw. Haftung kann jedoch nicht übernommen werden.
Chefredaktion: Dr. Angela Sendlinger
Redaktion: Barbara Fuhrmann
Produktion: Wolfram Friedrich
Titelabbildungen: mauritius images (U1); fotolia.com/Yuri Arcurs (U4, 1. v. o.
und 3. v. o.); djd/Lefax (U4, 2. v. o.)
Umschlaggestaltung: Regina Rechter

ISBN 978-3-8174-6841-6
5268412

Besuchen Sie uns im Internet: www.compactverlag.de

Pilates

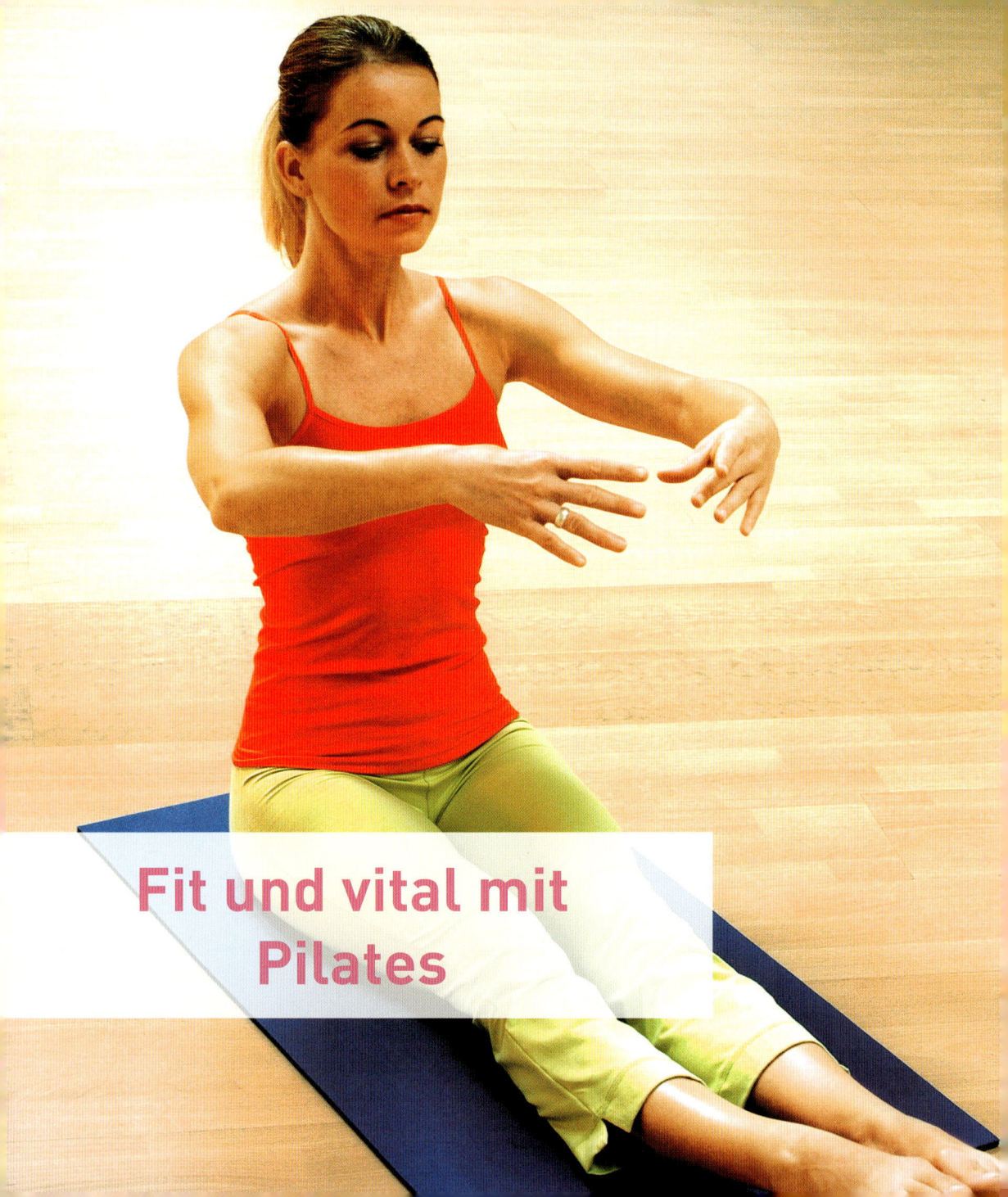

Fit und vital mit Pilates

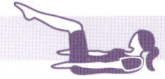

Die Geschichte des Pilates

Wenn man sich heutzutage mit Fitnesstrends beschäftigt, kommt man an Pilates nicht mehr vorbei. Oft entsteht der Eindruck, dass es sich dabei um eine völlig neue Trainingsform handelt. Tatsächlich existiert Pilates aber schon seit fast einem ganzen Jahrhundert! Entwickler und Namensgeber dieses einzigartigen Trainingskonzepts war Joseph Pilates. Er wurde 1880 in Düsseldorf geboren und litt als Kind unter anderem an Asthma, Rachitis und Rheuma. Er kapitulierte aber nicht vor seinen Krankheiten, sondern mobilisierte seine inneren Kräfte, um gesund und stark zu werden. Mit 14 Jahren war er bereits ein eifriger Bodybuilder mit einem gut ausgebildeten, trainierten Körper. Er probierte für sich selbst auch viele andere Sportarten aus, wie z. B. Skifahren, Tauchen und Gymnastik. Im Alter von 32 Jahren zog er nach England, wo er seinen Lebensunterhalt unter anderem als Boxer, Zirkusartist und Selbstverteidigungstrainer verdiente.

So fing alles an

Während des ersten Weltkriegs geriet Pilates in ein Internie-

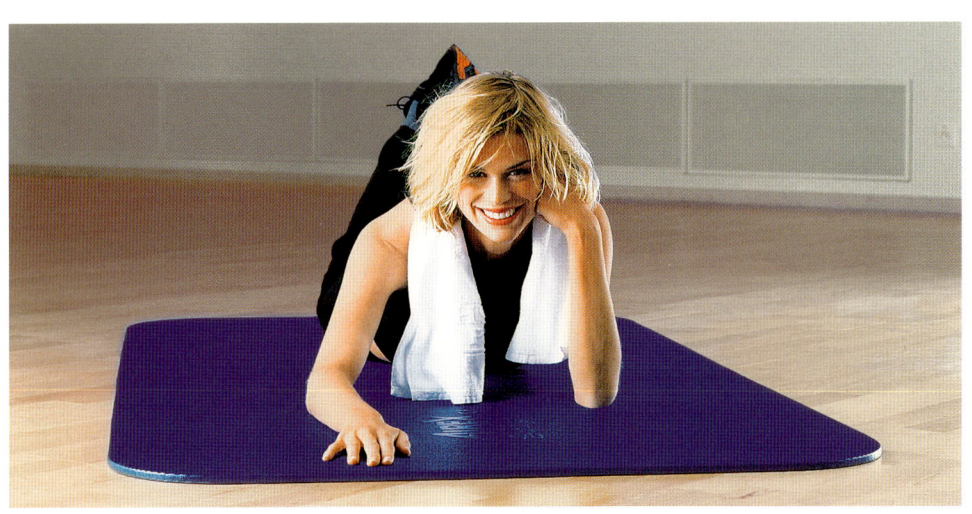

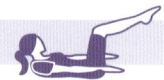

rungslager auf der Isle of Man. Dort unterrichtete er seine Mitgefangenen, um sie fit zu halten. Da er im Lager auch als Krankenpfleger eingesetzt war, begann er mit den Kriegsversehrten zu trainieren. Dabei setzte er sein eigenes Körpergewicht ein, um die Gliedmaßen seiner Patienten zu bewegen – so ähnlich, wie man es heute aus der Physiotherapie kennt. Darüber hinaus entwickelte er aus den Stahlfedern von Lattenrosten spezielle mechanische Hilfsmittel, die den Dehn- und Streckübungen der Patienten einen sanften Widerstand entgegensetzen sollten. Dies waren sozusagen die Prototypen der Geräte, die heute noch in speziellen Pilates-Studios eingesetzt werden.

Das erste Studio

Joseph Pilates wanderte 1926 nach New York aus und eröffnete dort sein erstes Studio. Seine Klienten waren zunächst hauptsächlich Tänzer, die sich während ihrer Verletzungspausen fit halten wollten. Pilates entwickelte nach und nach sein Mattentraining, das in diesem Ratgeber vorgestellt wird. Das Pilates-Mattentraining ist bei korrekter Ausführung ebenso effektiv wie das Training an den Geräten. Der große Vorteil des Mattentrainings ist, dass Sie es überall durchführen können – ob am Morgen nach dem Aufstehen oder im Büro in der Mittagspause.

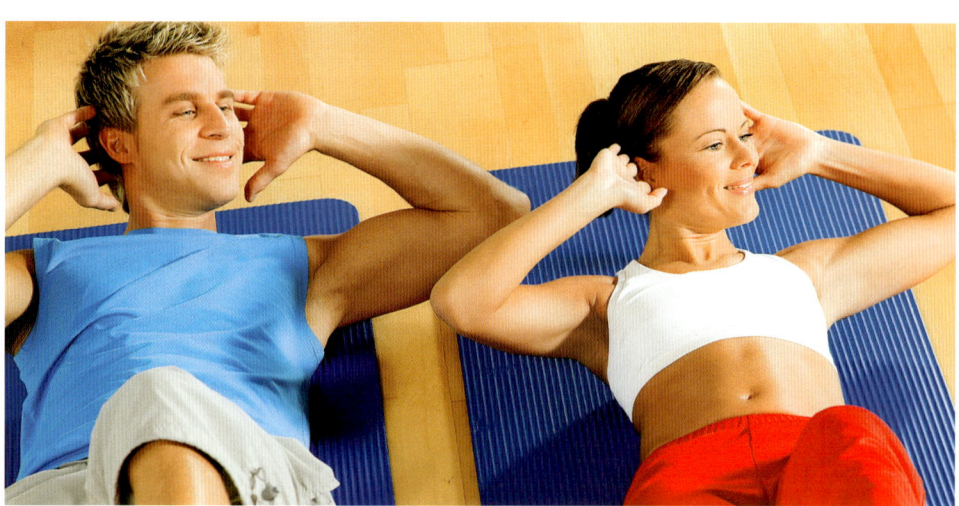

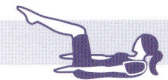

Pilates' Schüler begannen, mit der Zeit seine Methoden zu verbreiten. Was anfangs als Geheimtipp unter Künstlern gehandelt worden war, wurde so einer breiteren Öffentlichkeit zugänglich. Seitdem immer mehr Hollywoodstars das Pilates-Training für sich entdeckten und darüber berichtet wurde, wird die Zahl der Anhänger immer größer. Vor einigen Jahren schwappte die Welle der Begeisterung schließlich nach Deutschland über.

Was steckt hinter Pilates?

„Nach zehn Stunden fühlen Sie sich besser, nach 20 Stunden sehen Sie besser aus, nach 30 Stunden haben Sie einen neuen Körper", so Joseph Pilates.
Das klingt wie ein kleines Wunder – aber es funktioniert tatsächlich! Probieren Sie es aus! Allerdings kommt es – wie so oft – auf das Wie an. Wichtig ist, dass Sie die Übungen mit einer positiven Grundeinstellung und einer gewissen Ernsthaftigkeit ausführen. Keine Angst – es macht Spaß und Sie werden sehr bald Erfolgserlebnisse verspüren.

Pilates als Ausgleich

Wenn Sie Sportarten betreiben, bei denen Sie die Muskulatur einseitig belasten (z. B. Tennis oder Golf), können Sie den eventuellen Folgen dieser Unausgeglichenheit mit Pilates vorbeugen.
Wenn sich schon ein muskuläres Ungleichgewicht entwickelt hat, lässt sich dem mit gezieltem Pilates-Training abhelfen. Das gilt natürlich auch für beruflich bedingte einseitige Belastungen, die unbedingt ausgeglichen werden müssen – am besten noch, bevor es überall „zwickt".

Pilates ist eine Trainingsmethode, die Ihnen unabhängig vom Alter und von Ihrer körperlichen Leistungsfähigkeit mehr Balance und Beweglichkeit verleiht. Auf schonende Weise verbessern Sie Körperhaltung, Koordination, Atmung, Konzentration und Ausdauer. Pilates ist ein einzigartiges System aus Dehnungs- und Kräftigungsübungen, welches auf Yogaübungen basiert. Es ist kein isoliertes Trainingsprogramm. Alle Muskeln des Körpers arbeiten bei den Übungen zusammen. Bildlich gesprochen: Ihr Geist ist Ihr Trainer, und Ihre Muskeln sind Ihr Team!
Die Übungen sind teilweise etwas anstrengend, aber angenehm in der

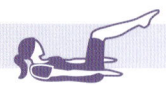

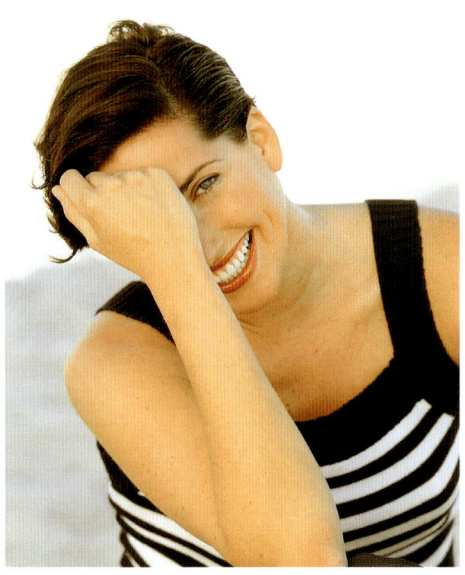

Ausführung und gehen fließend ineinander über.

Sie können Pilates als eigenständiges Training betreiben oder aber auch als ideale Ergänzung zu anderen Sportarten nutzen.

Pilates für mehr Wohlbefinden

Die Menschen werden – zumindest in den westlichen Industrienationen – immer älter. Leider hat man von einem hohen Alter nicht viel, wenn man sein Leben nicht mehr genießen

kann, weil man krank oder unbeweglich geworden ist. „Alle wollen länger leben, aber niemand will alt werden", stellte Jonathan Swift einmal sehr treffend fest.

Zugegeben, nicht alles im Leben liegt in der eigenen Hand. Unfälle oder Krankheiten, denen man nicht vorbeugen konnte, können eintreten. Von diesen Schicksalsschlägen einmal abgesehen kann man aber sehr viel zum eigenen Wohlbefinden beitragen. Bei diesen „Anti-Aging"-Strategien geht es vor allem darum, die Lebensqualität zu erhalten oder zu verbessern. Mit dem Pilates-Training gehen Sie schon einen sehr wichtigen Schritt in diese Richtung. Mäßige, aber regelmäßige Bewegung trägt nachweislich zur Stärkung des Immunsystems und zur Gesunderhaltung bei. Pilates setzt Ihren Körper nicht unter Stress, da das Training nicht exzessiv ist und Ihren Körper nicht auslaugt.

Beweglich, entspannt und gesund

Gleichzeitig bleiben Sie durch die Dehnungsübungen beweglich, was Ihnen auch bei der Verrichtung alltäglicher Pflichten zugute kommt. Außer-

dem sind die Entspannungsphasen ein entscheidender Faktor zur Gesunderhaltung. Wissenschaftler fanden heraus, dass regelmäßige Entspannung und Meditation das biologische Alter senken können. Der Hormonspiegel wird dabei nämlich positiv beeinflusst. So lässt sich dadurch unter anderem die im Alter zunehmende Verschlechterung der Blutdruckwerte, der Sehschärfe und des Hörvermögens bremsen.

von immer neuen Trends und Errungenschaften, denen man hinterherjagt, weil man glaubt, nur so glücklich zu werden.

Pilates kann Ihnen auf dem Weg zu mehr Lebensfreude und Genussfähigkeit wichtige Dienste leisten. Die Besinnung auf sich selbst, die Bestandteil des Trainings ist, kann auch in anderen Lebensbereichen den Stein ins Rollen bringen. Betrachten Sie Pilates einfach als einen wichtigen Baustein in Ihrem Leben, der das

Tun Sie sich Gutes

Lernen Sie, sich selbst wertzuschätzen. Seien Sie dankbar für Ihren Körper, betrachten Sie ihn nicht als Feind. Tun Sie sich selbst so viel Gutes wie nur möglich. Sie haben nur diesen einen Körper, und in dem sollten Sie sich „daheim" fühlen. Wenn Sie innerlich immer mit sich hadern, können Sie keine Zufriedenheit mehr verspüren. So entgehen Ihnen viele wertvolle Glücksmomente. Es gibt so viele Möglichkeiten, wie man seine Lebensqualität durch Kleinigkeiten enorm verbessern kann. Wichtig ist, dass Sie in sich hineinhorchen und spüren, was Ihnen wirklich guttut. Das macht Sie auch unabhängig

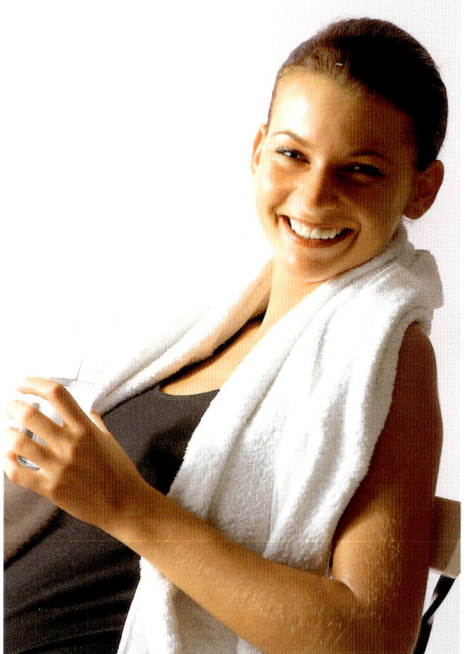

Wichtig ist, dass Sie sich bei der Ausführung der Bewegungen wohlfühlen. Wenn Ihnen eine Übung nicht zusagt, dann wandeln Sie diese nach Ihren Bedürfnissen ab oder lassen sie aus. Sie können die Übung ja zu einem späteren Zeitpunkt noch einmal aufgreifen, vielleicht gelingt es dann schon besser.

Prinzipiell aber gilt: Das Training nach Pilates kennt keine Altersgrenze und keinen Leistungsdruck. Ihr Körper ist das einzige „Übungsgerät", das Sie brauchen. Ihre tief liegenden Muskeln werden auf sanfte Weise stimuliert. Die Körpermitte (das Zentrum) wird gefestigt. So erlangen Sie einen durchtrainierten, geschmeidigen Körper, der Selbstbewusstsein und Lebensfreude ausstrahlt. Dadurch, dass die Übungen sehr bewusst und mit großer Konzentration ausgeführt werden, kommen Körper und Geist in Einklang. Sie werden bald spüren, wie Hektik und Stress während einer Trainingseinheit von Ihnen abfallen.

Fundament für viele positive Veränderungen legen kann.

Für wen ist Pilates geeignet?

Bis auf wenige Ausnahmen kann eigentlich jeder dieses körperschonende Training praktizieren. Pilates trainieren bedeutet ja nicht, dass man immer alle Übungen durchführen muss. Je nach körperlicher Verfassung kann man Übungen abwandeln und anpassen oder auch einmal ganz weglassen.

Im Praxisteil werden auch Varianten zu den Grundübungen angeboten.

Pilates in fortgeschrittenem Alter

Lassen Sie sich nie von Abbildungen abschrecken, bei denen Sie

denken: „Das schaffe ich nie!" Gerade wenn Sie schon etwas älter sind, wissen Sie bestimmt, wie wichtig es ist, die Beweglichkeit zu erhalten. Eben darum geht es bei Pilates, und nicht um zirkusreife Verrenkungen. Suchen Sie sich die Übungen und Variationen heraus, die für Sie geeignet sind. Haben Sie Spaß daran und genießen Sie die wiedererlangte Geschmeidigkeit Ihres Körpers. Sie werden sich um Jahre jünger fühlen und auch so wirken. Versprochen!

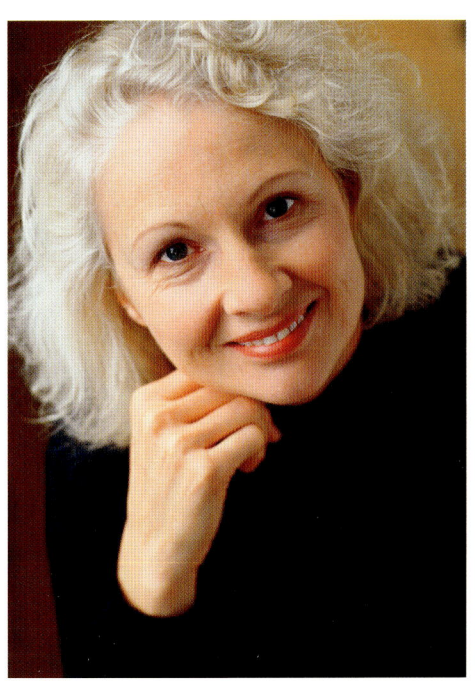

Pilates in der Schwangerschaft

Ganz deutlich gesagt: Pilates ist keine optimal geeignete Gymnastikform während einer Schwangerschaft. Grundlage fast aller Übungen ist nämlich eine angespannte, aktivierte Bauchmuskulatur. Dies ist bei Schwangeren, gerade im zweiten und im letzten Drittel der Schwangerschaft weder möglich noch sinnvoll. Zu feste Bauchmuskeln erschweren außerdem die Geburt, da Sie das Baby praktisch „festhalten". Wenn überhaupt, dann sollten nur die schrägen Bauchmuskeln leicht trainiert werden.
Generell ist Sport während der Schwangerschaft eine Sache, die in Ihrem eigenen Ermessen und dem Ihres Arztes liegt. Was möglich und sinnvoll ist, muss immer im Einzelfall abgeklärt werden. Im Normalfall ist ein leichtes Ausdauertraining sehr empfehlenswert. Sie sind ja schließlich nicht krank!
Nach der Entbindung ist Pilates dann die perfekte Methode, um schnell wieder in Form zu kommen. Ein zusätzlicher Pluspunkt ist hier speziell das Training der Beckenbodenmuskulatur, das bei fast jeder Übung eine Rolle spielt!

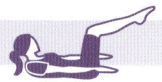

Erkennen Sie Ihre wahre Stärke

Joseph Pilates war der Auffassung, dass körperliche Fitness die Voraussetzung zum Glücklichsein darstellt. Man kann mit 30 Jahren alt wirken, wenn der Körper steif und formlos ist, mit 60 Jahren dagegen jung, wenn der Körper stark und geschmeidig ist. Pilates entwickelte für sich die Vision einer idealen Lebensweise, in der Körper, Geist und Seele völlig miteinander im Einklang sind. Natürlich ist das im Alltag nicht immer möglich. Der Einklang ist nicht in jeder Situation herzustellen, aber das Ziel ist das Anstreben dieses Ideals.

Mehr Lebensfreude und Energie

Durch Visualisierung (d. h. durch bildliches Vorstellen einer Situation, siehe Seite 24), Kräftigung und Dehnung des Körpers in Verbindung mit der richtigen Atmung gelangen geistige Energie und mehr Blut in die inaktiven Gehirnzellen. Dieser neue Schwung, der in die Gedanken und Bewegungen gebracht wird, ist der erste Schritt auf dem Weg zur Stressminderung und damit zu mehr Genussfähigkeit und Lebensfreude.

Der größte Teil unseres Stresses und unserer Erschöpfung entsteht durch einen unausgeglichenen Körper, eine schlechte Haltung und eine falsche Atmung.
Mit Pilates gelangen Sie durch die gleichzeitige Dehnung und Kräftigung der Muskeln in einen Zustand der

Häufige Haltungsfehler

Betrachten Sie sich einmal ganz bewusst in einem großen Spiegel. Stellen Sie sich so hin, wie Sie normalerweise stehen. Erkennen Sie einige der folgenden Haltungsfehler bei sich?

➤ Die Knie sind nach hinten durchgedrückt.
➤ Die Schultern sind unterschiedlich hoch.
➤ Die Schultern sind hochgezogen oder hängen nach vorn.
➤ Die Arme baumeln vor dem Körper.
➤ Es besteht ein Hohlkreuz oder ein Rundrücken.
➤ Die Hüften stehen schief.
➤ Die Füße sind nach innen oder außen geneigt.
➤ Das Gewicht ist nicht gleichmäßig auf beide Fußsohlen verteilt.

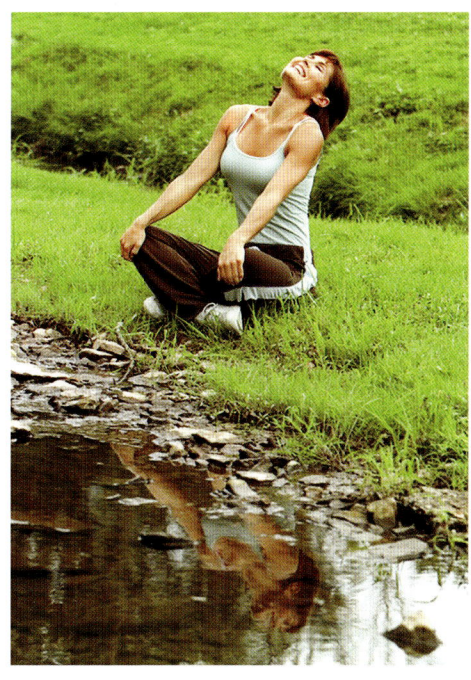

auf Ihren Schwächen herum, sondern glauben Sie an sich. Der Glaube an Ihre Fähigkeiten ist der Schlüssel für die positiven Veränderungen, die in Ihrem Körper stattfinden können. Ziele lassen sich nur erreichen, wenn man wirklich daran glaubt.

Pilates ist keine Zauberei. Wie in allen anderen Dingen des Lebens werden Sie auch hier nur dann etwas erreichen, wenn Sie dafür sorgen, dass Sie es erreichen. Gehen Sie mit sich selbst eine körperliche und geistige Verpflichtung ein, um den Veränderungsprozess in Gang zu setzen. Von den positiven Energien, die dabei freigesetzt werden, werden Sie auch in anderen Lebensbereichen profitieren.

körperlichen und geistigen Entspannung. Verabschieden Sie sich von der Vorstellung, dass effektives Training unangenehm sein muss. Versuchen Sie stattdessen, die Bewegungen zu genießen, während Sie sie ausführen.

Glauben Sie an sich

Die Person, die am meisten an Ihrem Erfolg interessiert sein sollte, sind Sie selbst. Reiten Sie nicht

Denken Sie sich erfolgreich

Immer dann, wenn Sie eigentlich insgeheim gar nicht an Ihren Erfolg glauben, wird Ihr Unterbewusstsein dafür sorgen, dass Sie einen Misserfolg erleben. Das trifft auf alle Lebensbereiche zu, sei es im Beruf, im Privatleben, bei einer Diät oder eben bei sportlichen Zielsetzungen.

Alle wirklich erfolgreichen Menschen besitzen eine starke mentale Kraft und wissen diese positiv zu nutzen. Sie können das auch.

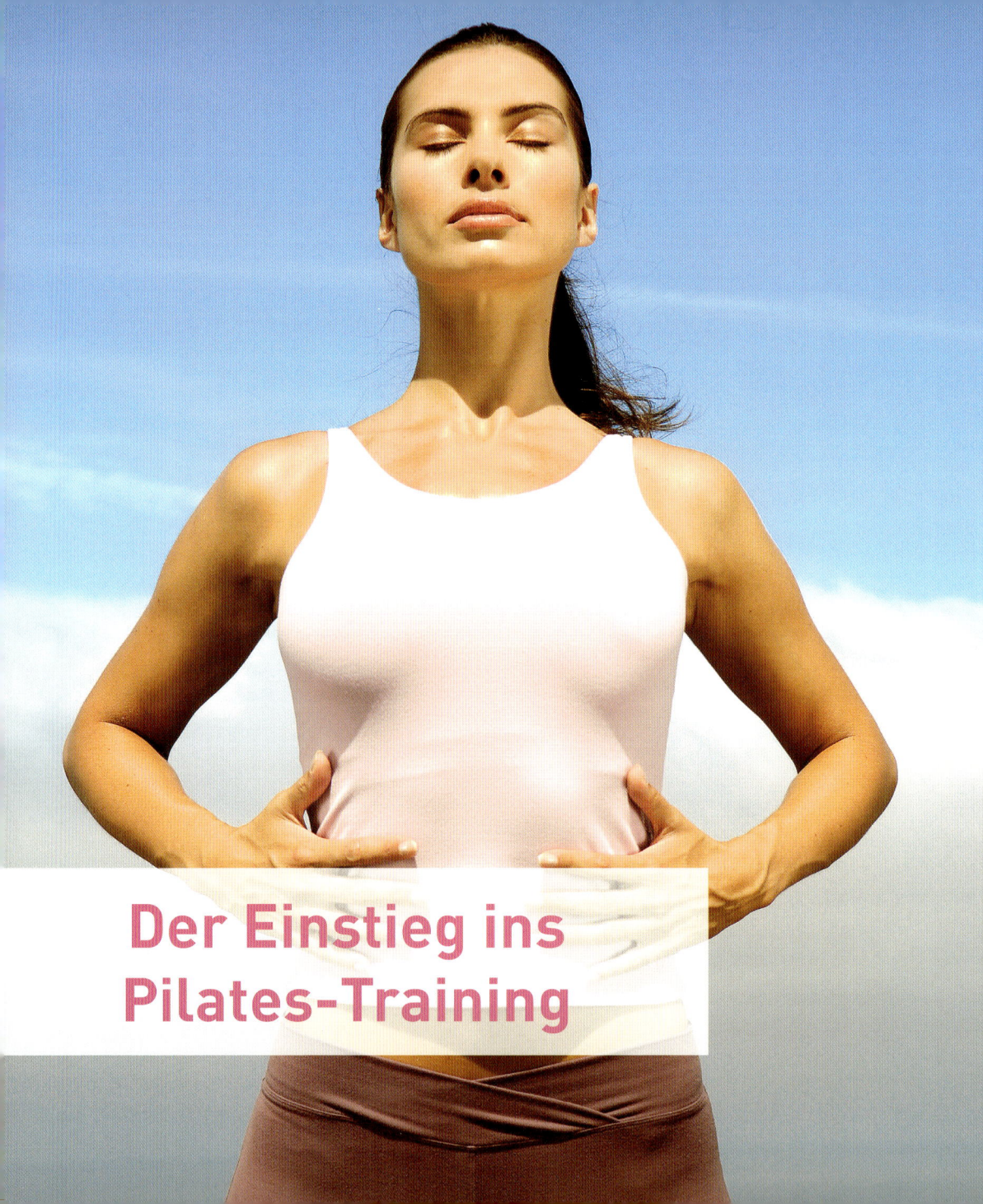

Der Einstieg ins Pilates-Training

Die Basics

Bei jedem Fitnesstraining und vor allem bei Pilates gilt: Qualität geht vor Quantität. Das bezieht sich auf die einzelne Übung, nicht jedoch auf die Häufigkeit der Trainingseinheiten. Es bedeutet, lieber fünf Übungen konzentriert und korrekt zu absolvieren, als zehn Übungen einfach „herunterzuturnen", ohne auf die genaue Ausführung zu achten. Steigern Sie sich langsam, aber stetig; fünf Minuten pro Tag sind viel besser, als gar nichts zu tun. Es sollte allerdings auf Dauer nicht nur bei fünf Minuten bleiben. Fügen Sie Ihrem Programm nach und nach neue Übungen hinzu.

Im Praxisteil finden Sie zwei Kurzprogramme für eher stressige Zeiten. Es sind jeweils Programme für Einsteiger und Fortgeschrittene. Sie können diese Programme übernehmen oder sich mit Ihren Lieblingsübungen ein eigenes Programm zusammenstellen. Auf diese Weise lässt sich auch die Dauer Ihrer Trainingseinheit Ihrem individuellen Zeitplan anpassen.

Drei bis vier Trainingseinheiten pro Woche wären optimal. Als gute Ergänzung könnten Sie an den anderen Tagen ein kleines Ausdauertraining absolvieren, das Ihr Herz-Kreislauf-System fordert. Sehr gut geeignet und besonders gelenkschonend sind Walking oder Nordic Walking, Radfahren, Skilanglauf und Aqua-Aerobic.

Die Grundbegriffe

Um aus dem Trainingsprogramm den größtmöglichen Nutzen ziehen zu können, ist es sehr wichtig, die Techniken zu kennen, die jeder Übung zugrunde liegen. Lassen Sie sich von der Vielzahl der folgenden Begriffe nicht abschrecken. Sie werden sich

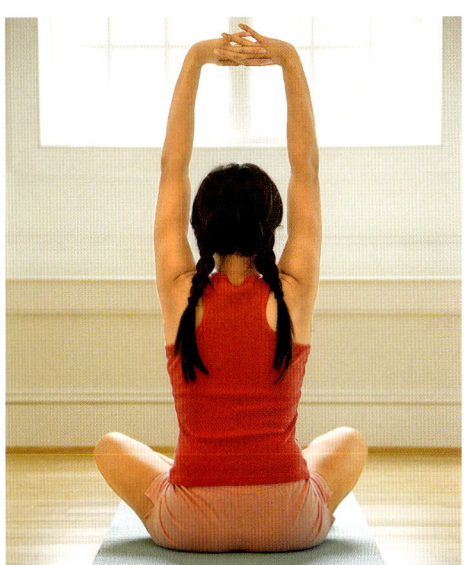

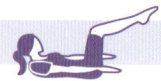

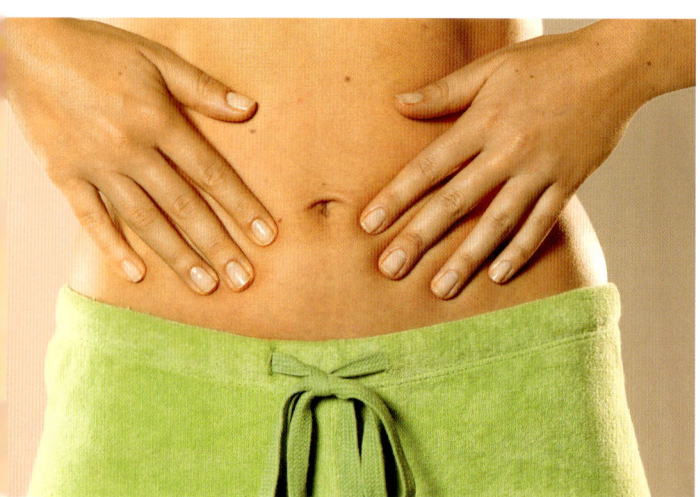

wichtigen Organe; im Rumpf sitzt das „Powerhouse", in dem alle Übungen Ihren Anfang nehmen.

Kraft aus der Mitte

Das Powerhouse ist ein von Joseph Pilates geprägter Begriff und umfasst alle Muskeln im Bauch, im unteren Rücken, in Hüfte und Po. Das Powerhouse (auch „Kraftzentrum" genannt) sind demnach die Muskelgruppen, die den Körper direkt unter der Gürtellinie stützen. Hierzu gehört auch die so oft vernachlässigte Beckenbodenmuskulatur. Im Infokasten auf Seite 26 wird auf die Bedeutung dieser wichtigen Muskelgruppe näher eingegangen.

die einzelnen Techniken sehr bald angeeignet haben und diese dann automatisch ausführen können. Ihr „Muskelgedächtnis" wird dafür sorgen, dass Sie bestimmte Positionen nur auf ein Stichwort hin einnehmen können.

Taille und Bauch

„Navel to spine" bedeutet übersetzt „Bauchnabel zur Wirbelsäule" und ist ein Bild, das Sie sich verinnerlichen sollten. Es bedeutet das Ein- und Hochziehen der Bauchmuskulatur. Dabei wird der Taillenumfang automatisch verringert.
Etwas Übung ist erforderlich, denn „navel to spine" ist keinesfalls zu verwechseln mit „Bauch einziehen und

Rumpf

Ihr Rumpf ist das Zentrum aller Bewegungen, nicht die Arme und Beine, wie das bei gängigen Work-outs der Fall ist. Rumpf meint den Teil des Körpers, der unmittelbar unter dem Schädel beginnt und sich bis zum unteren Ende des Pos erstreckt. Hier befinden sich die Wirbelsäule und alle

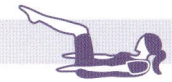

Luft anhalten". Beim einfachen Einziehen des Bauches wird die Atmung in zu großem Ausmaß negativ beeinflusst. Außerdem lässt sich diese Anspannung nur kurze Zeit halten und ist somit ziemlich ineffektiv.

Stellen Sie sich dagegen vor, Sie wollten (im Liegen oder Stehen) eine sehr enge Jeans anziehen: Ziehen Sie mit dem imaginären Reißverschluss Ihren Bauch nach innen und oben. „Verankern" Sie Ihren Bauchnabel mit dem Jeansknopf. Stellen Sie sich vor, dieser Knopf sei ein Druckknopf. An der Wirbelsäule auf Höhe des Bauchnabels befindet sich das Gegenstück zu dem Druckknopf. Schließen Sie nun den Druckknopf, dabei wird Ihr Nabel Richtung Wirbelsäule gedrückt. Versuchen Sie, dabei gleichmäßig in Ihren seitlichen Brustkorb zu atmen. Nicht verzweifeln, das ist gewöhnungsbedürftig, aber sehr effektiv, und wird Ihnen bald gelingen.

Verlängerung

Mit Verlängerung ist gemeint, sich in der Taille so zu strecken, dass sich der Abstand zwischen Brustkorb und Hüftknochen vergrößert. Die Wirbelsäule wird länger, somit wird der Druck auf die einzelnen Wirbelkörper geringer; dies führt zu einer Entlastung der gesamten Wirbelsäule. Das ist der Grund, weshalb es wichtig ist, die Muskeln zu verlängern, während sie gekräftigt werden. Auch das erfordert etwas Übung, aber nach einigen Trainingseinheiten werden sie genug Kraft und Kontrolle aufbringen können, um die Verlängerung zu halten und trotzdem stabil bleiben zu können.

Integrierte Isolierung

„Integrierte Isolierung" bedeutet beim Mattentraining nach Pilates, dass alle

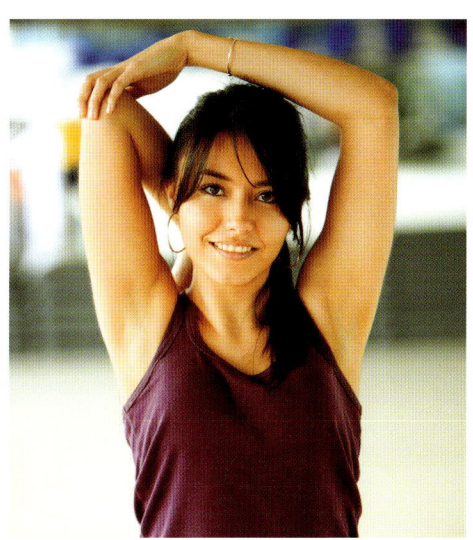

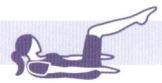

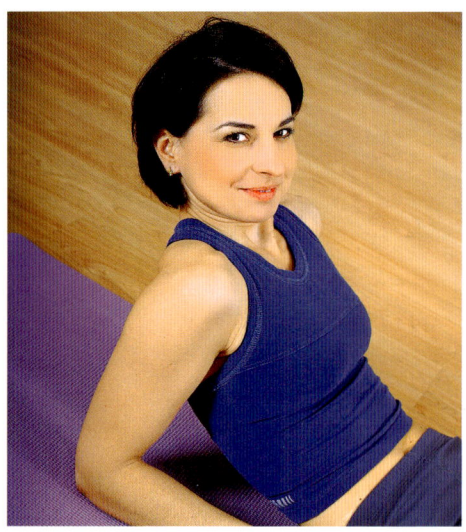

Muskeln des Körpers an der Bewegung beteiligt sind. Bei gängigen Fitnessübungen konzentriert man sich eigentlich nur auf die Muskulatur, die bewegt werden soll. Das bedeutet, diese Muskulatur wird isoliert bewegt. Ein klassisches Beispiel für isolierte Bewegungen ist der Bizeps-Curl, bei dem nur der Unterarm zum Oberarm geführt wird. Die übrigen Muskeln werden bei isolierten Kraftübungen ignoriert, was zu einem Ungleichgewicht führen kann. Pilates lehrte seine Schüler, den Teil des Körpers, der nicht in Bewegung ist, zu stabilisieren oder zu verankern. So wird das Muskelgleichgewicht aufrechterhalten und

die Übungen gewinnen viel an Effektivität für den gesamten Körper.

Pilates-Stellung

Die Pilates-Stellung (auch Pilates-V genannt) wird sowohl im Stehen als auch im Liegen in gleicher Weise eingenommen. Die Füße haben dabei eine leichte V-Stellung, die Fersen berühren sich, die Knie sind gerade, bleiben aber weich. Die Muskelaktionen gehen dabei aber nicht von den Gelenken Ihrer Füße aus, sondern wiederum vom Körperzentrum. Dazu wird das Powerhouse aktiviert, der Po angespannt, und die Rückseiten der Oberschenkel werden gegeneinander gedrückt. Zu Beginn werden Sie vielleicht Probleme haben, Ihre Schenkel nach außen zu drehen, ohne Ihre Füße dabei zu bewegen. Wenn Ihre Muskeln aber an Kraft und Stärke gewonnen haben, werden Sie die Pilates-Stellung bald beherrschen.

Muskelbeherrschung

Die Muskelbeherrschung ohne Überanspannung ist zugegebenermaßen ein schwierig umzusetzender, aber ent-

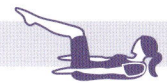

scheidender Punkt, der sicher einige Übung erfordert. Ziel ist, die Muskeln zu beanspruchen und zu kontrollieren, ohne sie übertrieben anzuspannen. Nur so können die Übungen in einem natürlichen Fluss und Rhythmus ausgeführt werden. Die richtige Atemtechnik wirkt dabei sehr unterstützend. Denken Sie an Balletttänzer, deren Bewegungen so leicht und mühelos wirken, obwohl sie sehr anstrengend sind. Das liegt daran, dass diese Tänzer das perfekte Gleichgewicht zwischen Energie und Kontrolle haben, sodass sich ihre Muskulatur selbst während der Bewegung entspannen kann (was nicht bedeutet, dass die Muskeln schlaff oder locker sind, ganz im Gegenteil!). Wenn Sie diese Technik beherrschen, werden Sie Ihre Übungen viel mehr genießen können.

Langer Hals

Dies ist eine Technik, welche die oft so verspannte Nacken- und Schultermuskulatur enorm entlastet. Beobachten Sie sich tagsüber einmal bewusst. Bestimmt ziehen Sie sehr oft Ihre Schultern nach oben in Richtung Ohren. Das fühlt sich ganz schön verkrampft an, aber oft bemerkt man das

nicht einmal. Erst wenn der Bereich schmerzhaft verspannt ist oder sogar regelmäßig Kopfschmerzen auftreten, wird man darauf aufmerksam. Sie können dem aber leicht entgegenwirken und werden dabei eine angenehme Entlastung verspüren. Versuchen Sie, Ihre Schulterblätter nach innen (zur Wirbelsäule hin) und nach unten zu ziehen. Dabei wird gleichzeitig der Nacken gestreckt (langer Hals), der Rücken wird gestärkt, und die Verspannung im Nacken- und Schulterbereich löst sich.

Ein schönes Bild dazu: Versuchen Sie Ihre Schulterblattspitzen zusammenzubringen und diese dann nach unten „in Ihre hintere Hosentasche zu schieben".

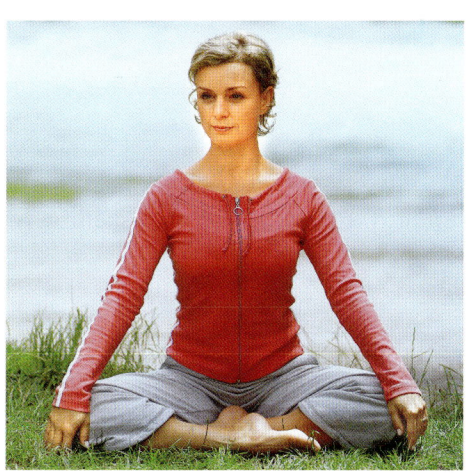

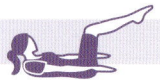

Neutrale Wirbelsäule

Dieser Begriff wurde ursprünglich nicht von Pilates geprägt, spielt aber beim heutigen Training eine wichtige Rolle. Damit ist gemeint, dass die natürliche Form der Wirbelsäule (Doppel-S-Form) beibehalten werden soll. Bei krankhaften Veränderungen an der Wirbelsäule kann mit unterstützenden Kissen gearbeitet werden, das sollten Sie im Einzelfall mit einem Arzt für sich abklären.

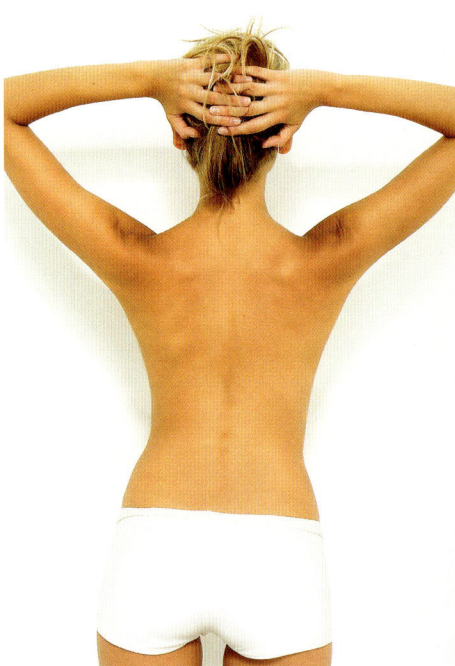

Abwandlungen

Oberstes Gebot ist, dass Ihnen die Übungen niemals Schmerzen bereiten sollten. Ist dies doch einmal der Fall, überprüfen Sie zuerst, ob Sie alle Anweisungen zu der Übung genau befolgt haben. Treten die Schmerzen danach immer noch auf, streichen Sie diese Übung erst einmal aus Ihrem Plan. Vielleicht können Sie zu einem späteren Zeitpunkt auf das Work-out zurückgreifen, wenn Sie mehr Kraft und Kontrolle erlangt haben. Möglicherweise behagt Ihnen diese Übung aber auch in fortgeschrittenem Trainingszustand nicht. Das ist nicht schlimm, dann ist diese Übung für Ihren Körper eben nicht angebracht. Spüren Sie in sich hinein.

Richtig trainieren

Die Philosophie von Pilates

Pilates beinhaltet Elemente aus vielen Arten des Körpertrainings (z. B. Yoga, Tanz, Akrobatik). Allen Übungen, die man als Pilates-Übungen bezeichnet, liegen aber Schlüssel-

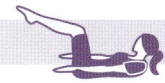

elemente zugrunde. Diese kann man auch als Philosophie des Pilates-Trainings bezeichnen. Dabei lässt sich schon erahnen, dass es während des Übens vor allem auch auf das mentale Bewusstsein ankommt. Körper und Geist sollen miteinander harmonieren und in Einklang kommen. Folgende Punkte fließen in jede Übung ein.

Konzentration und Motivation

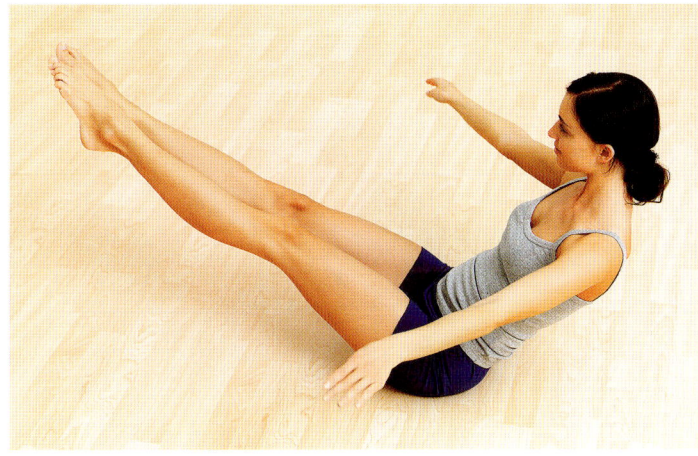

Der Geist bringt den Körper in Bewegung. Ihr Training wird viel effektiver werden, wenn sich auch Ihr Gehirn voll auf die Aktivitäten Ihrer Muskeln konzentriert. Richten Sie Ihre Aufmerksamkeit auf die Bewegung oder Anspannung, die Sie Ihrer Muskulatur abverlangen. Vielleicht haben Sie einmal wenig Lust auf Ihr Training? Dann versuchen Sie trotzdem, geistig präsent zu bleiben. Möglicherweise kommt so die Freude an den Bewegungen ganz von selbst. Manchmal muss man einfach einmal aus einer Routine ausbrechen. Man fühlt sich dann gleich wieder viel lebendiger. Falls Sie also überhaupt keine positive Energie aufbringen können, ist es besser, das Training einmal ausfallen zu lassen. Unternehmen Sie stattdessen lieber etwas, worauf Sie große Lust haben. Gehen Sie spazieren oder schwimmen. Oder lesen Sie ein gutes Buch und entspannen Sie sich dabei auf der Couch.

Vielleicht sind Sie aber auch einfach nur müde. Scheuen Sie sich nicht, dann ein kleines Nickerchen zu machen. Sie brauchen diese Auszeit! Das tut Körper und Seele gut. Da können wir viel von den Asiaten lernen. Ein kurzer Mittagsschlaf ist dort in vielen Betrieben erlaubt, weil dadurch nachweislich die Produktivität steigt. Ein kleiner „nap" gilt hier nicht als Zeichen von Faulheit. Finden Sie heraus, was Ihr Körper in dem Augenblick am nötigsten braucht. Manchmal muss

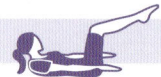

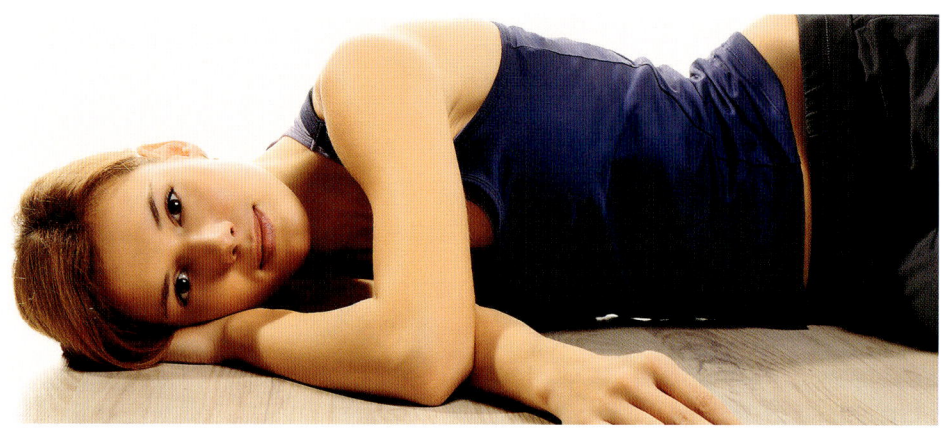

man sich zum Training selbst überreden. Permanent zwingen müssen sollten Sie sich aber nicht. Finden Sie heraus, ob Sie nur eine kleine Antriebsschwäche oder wirklich überhaupt keine Lust haben. Wenn Sie Ihr Training nur mit Zwang verbinden, dann lassen Sie es einfach einmal bleiben. Sie bauen sonst eine negative Haltung auf, und das würde Ihre Motivation auf Dauer zerstören.

Kontrolle

Bemühen Sie sich, jede Bewegung langsam und kontrolliert auszuführen. Je schneller Sie eine Übung durchführen, desto weniger Muskeln werden dabei effektiv beansprucht. Vermeiden

Sie nachlässige, unwillkürliche Bewegungen. Wenn Sie immer kontrolliert üben, steigern Sie die Wirkung der Übungen. Außerdem schützen Sie sich so vor Verletzungen.

Atmung

Die Atmung ist eigentlich die natürlichste Sache der Welt. Sie ist die erste und letzte Handlung im Leben. Eigentlich sollte man deshalb wohl davon ausgehen können, dass man automatisch richtig atmet. Dies ist aber nicht immer der Fall. Beobachten Sie Ihre Atmung doch einmal bewusst in verschiedenen Situationen. Wenn Sie ruhig und entspannt sind, atmen Sie bestimmt ganz anders als in Situ-

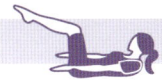

ationen, in denen Sie sich gestresst, ängstlich oder deprimiert fühlen. Meistens ist die Atmung dann zu flach und unregelmäßig. Das führt dazu, dass der Körper nur unzureichend mit Sauerstoff versorgt wird.

Joseph Pilates entwickelte eine spezielle Atemtechnik, bei der es durch vollständige Ein- und Ausatmung zu einer Sauerstoffanreicherung im Blut kommt. Dies führt zu mehr Energie und einer Belebung der Körperfunktionen. Bei Pilates wird die jeweilige Übungsfolge direkt mit der Ein- und Ausatmung verbunden. So wird auch das Tempo der Bewegungsausführung durch Ihren individuellen Atemrhythmus bestimmt. Zugegebenermaßen ist es zu Beginn ein wenig schwierig, Bewegung und Atmung zusammenzubringen. Versuchen Sie daher immer erst einmal, in den Bewegungsablauf einer Übung hineinzukommen. Wenn sich der Ablauf einigermaßen automatisiert hat, beginnen Sie, die Bewegung mit der bewussten Atmung zu verbinden.

Fließende Bewegungen

Bei Pilates gibt es keine statischen oder isolierten Bewegungen. Der Ablauf ist immer flüssig und harmonisch.

Eine Bewegung geht in die nächste über. So erhalten Sie Ihren Energiefluss aufrecht. Während der Ausführung der Übungen sollten Sie sich wohlfühlen, alles sollte angenehm und anmutig sein.

Zentrum

Im alltäglichen Leben schenken wir unserem Zentrum, unserer Körpermitte meist viel zu wenig Aufmerksamkeit. Dabei sitzt hier unsere eigentliche Kraftquelle. Das Zentrum umfasst den Bauch, den unteren Rücken, die Hüf-

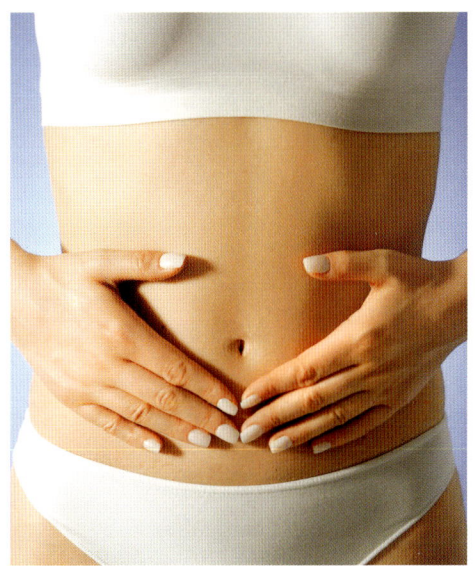

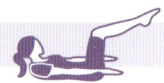

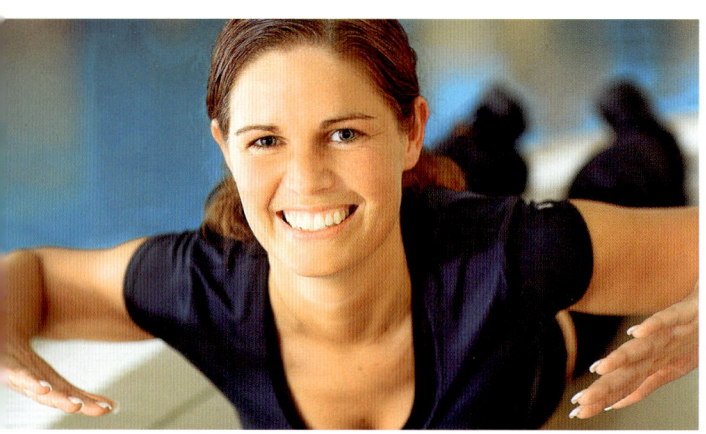

ten und die Pomuskulatur. Pilates bezeichnete diese ganzen Muskeln sehr anschaulich als das „Powerhouse" des Körpers. Energie wird im Powerhouse aufgebaut und fließt dann nach außen in die Extremitäten.
So wird ein starkes Fundament entwickelt, das während der Übungen und auch im Alltag die Wirbelsäule entlastet und schützt.

Genauigkeit

Jede Bewegung hat ihren Sinn, und jedes Detail ist bedeutend für den Nutzen, den Sie aus den Übungen ziehen können. Beschränken Sie sich deshalb besonders zu Beginn lieber auf die präzise Ausführung einiger

weniger Übungen. Viele Übungen zu machen, bringt nicht viel, wenn die Ausführungsqualität der einzelnen Übung darunter leidet.

Visualisierung

Eine enorme Hilfe auf dem Weg zum Erfolg ist die geistige Vorstellungskraft. Sie werden Ihre Übungen schon bald viel intensiver ausführen, wenn Sie eine bildliche Vorstellung zu dieser Bewegung vor Ihrem geistigen Auge haben.
Bei Pilates wird deshalb sehr viel mit visuellen und verbalen Metaphern (Bildern) gearbeitet. Sie können vorgegebene Bilder übernehmen, aber auch gerne selbst kreativ werden und mit Ihren ganz persönlichen Vorstellungen arbeiten.

Intuition

Hören Sie auf Ihren Körper und vertrauen Sie ihm! Wohlbefinden sollte Ihr Ziel sein, also muten Sie sich keine Schmerzen oder Erschöpfung zu. Forcieren Sie nichts, was Ihnen nicht guttut. Wenn Sie etwas als unangenehm empfinden, hören Sie damit auf!

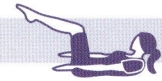

Gerade wenn Sie mit diesem Ratgeber allein arbeiten wollen, ist es sehr wichtig, dass Sie darauf achten, was sich für Sie richtig anfühlt und was eher nicht.

Integration

Das Konzept der Integration ist hier auf die gesamte Muskulatur bezogen. Beim Mattentraining sollte der Körper als Einheit arbeiten, jeder Muskel ist im Einsatz. So wird eine intramuskuläre Harmonie erreicht, das bedeutet, alle Muskeln arbeiten miteinander. Bei isolierten Übungen (z. B. beim Bodybuilding) kommt es oft zu einem muskulären Ungleichgewicht (Dysbalance), weil die Kräfteverhältnisse verschoben werden. Eine gleichmäßig entwickelte Muskulatur führt dagegen zu einer guten Haltung, zu Anmut und Geschmeidigkeit.

Die Bilder der Pilates-Sprache

Bei Pilates wird viel mit Bildern gearbeitet. Dies erleichtert die Übungsausführung enorm, weil der Körper automatisch bestimmte Positionen einnimmt, wenn dazu eine Vorstellung im Gehirn abgespeichert ist. Stellen Sie sich z. B. vor, wie Ihr Körper reagieren würde, wenn Ihnen jemand in den Magen boxt. Kein angenehmer Gedanke, der sofort eine körperliche Reaktion hervorruft. Diese körperlichen Reaktionen auf gedankliche Bilder machte sich Joseph Pilates bei der Entwicklung seiner Übungen zunutze.

Es fällt viel leichter, die zum Teil komplexen Übungsanweisungen nachzuvollziehen, wenn Sie bei bestimmten Ausdrücken sofort wissen, was gemeint ist. Im Folgenden werden

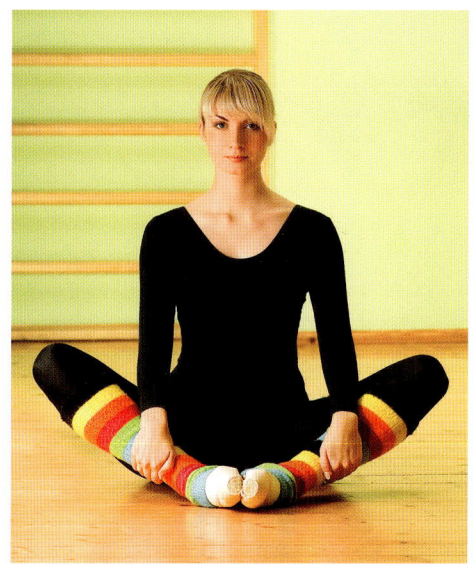

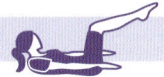

deshalb einige visuelle Vorstellungen beschrieben, die sich körperlich leicht nachvollziehen lassen. Es handelt sich um Bilder, die man bei Pilates häufig findet. Sie können aber auch Ihrer Fantasie freien Lauf lassen und mit Ihren eigenen Bildern arbeiten.

Das Powerhouse

Über diesen Begriff sind Sie beim Lesen dieses Buches inzwischen schon öfter gestolpert. Das Powerhouse kann auch als „Kraftzentrum" bezeichnet werden, wenn man deutsche Begriffe bevorzugt. Es umfasst die gesamte Bauchmuskulatur, die unteren Rücken-

muskeln, die Pomuskulatur und den Beckenboden. Dieser Bereich wird oft vernachlässigt, hat aber wichtige Funktionen und sollte daher mehr ins Bewusstsein gerückt werden. Um Ihr Powerhouse zu aktivieren, stellen Sie sich am besten ein Korsett vor, das Sie festhält und stabilisiert, aber nicht so einschnürt, dass Sie nicht mehr atmen können. Ihr Brustkorb ist trotz der Stütze durch das Korsett noch in der Lage, sich zu weiten.

Zip-up (Hochziehen)

Stellen Sie sich vor, Sie wollen eine enge Jeans anziehen. Sie ziehen den

Beckenbodentraining

Mit zunehmendem Alter und verstärkt nach Geburten erschlafft die Beckenbodenmuskulatur oft merklich. Dies kann ziemlich unangenehm werden, denn ein schwacher Beckenboden kann zu Inkontinenz und zu einem verringerten sexuellen Empfinden bei Frauen führen. Verständlicherweise empfindet man das als Tabuzone und vernachlässigt diesen Bereich zu oft. Da das Powerhouse die Beckenbodenmuskulatur einschließt, wird diese bei Pilates quasi nebenbei mit trainiert.

Um den abstrakten Begriff etwas anschaulicher darzustellen, ist es hilfreich, sich den Beckenboden als Fahrstuhl vorzustellen. Stellen Sie sich fünf Etagen vor. Mit der Anspannung des Powerhouses lassen Sie Ihren Beckenboden-Aufzug in den fünften Stock fahren und halten ihn dort an. Dies können Sie tagsüber auch zwischendurch ganz unbemerkt ausführen. Fahren Sie mit Ihrem Beckenboden-Aufzug herauf und herunter, halten Sie auf verschiedenen Etagen an usw. Das mag sich lustig oder vielleicht sogar lächerlich anhören, hilft aber ungemein.

Reißverschluss hoch und dabei ziehen Sie auch Ihren Bauch nach oben. Ganz wichtig ist, dass Ihre Schultern unten bleiben. Vermeiden Sie jegliche Verspannung im Nacken- und Schulterbereich.

Navel to spine (Nabel zur Wirbelsäule)

Stellen Sie sich vor, an Ihrem Bauchnabel sei ein Faden befestigt. Wenn Sie stehen, zieht jemand diesen Faden nach hinten, wenn Sie liegen, zieht jemand den Faden nach unten. Ihr Bauchnabel bewegt sich dabei automatisch in Richtung Wirbelsäule, d. h. nach innen. Ein anderes Bild dazu ist der schon erwähnte Druckknopf, mit dem Sie Ihren Bauchnabel „an der Wirbelsäule befestigen".

Schulterblätter herunter

Nacken- und Schultermuskulatur sind Bereiche, die auf körperliche und seelische Belastungen mit Verspannungen reagieren. Deshalb sollten Sie Ihr Augenmerk bewusst auf die Entlastung dieser Muskeln lenken. Wenn Sie Ihre Schulterblätter herunterziehen, wird

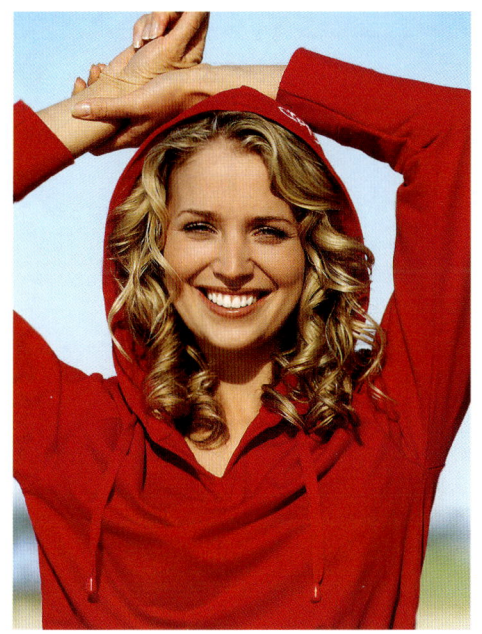

der Nacken gestreckt. Ziehen Sie Ihre Schultern nicht in Richtung Ohren. Stellen Sie sich vor, Ihre Schulterblätter wollten sich über der Wirbelsäule berühren. Versuchen Sie dann gedanklich, die Schulterblattspitzen nach unten zu schieben.

Brustkorb öffnen

Für eine gute Körperhaltung und die richtige Atmung ist das Weiten des Brustkorbs sehr wichtig. Stellen Sie

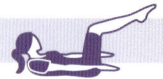

sich vor, Sie würden nach langer Fahrt im Auto am Meer stehen und ein paar tiefe Atemzüge genießen. Saugen Sie die klare Luft ein und reinigen Sie Ihre Lungen.

Aufrichtung

Versuchen Sie, Ihre Wirbelsäule zu entlasten. Das erreichen Sie, wenn Sie sich aufrichten und dabei Ihre Wirbelkörper auseinanderziehen. Machen Sie dazu folgende Vorübung im Stehen: Stellen Sie sich vor, an Ihrem Kopf sei ein Heißluftballon befestigt und an Ihrem Steißbein ein Gewicht. Während

das Gewicht Ihr Steißbein sanft nach unten zieht, zieht der Ballon Ihren Kopf leicht in Richtung Decke.

Neutrale Wirbelsäule

Eine gesunde Wirbelsäule weist natürliche Krümmungen auf (Doppel-S-Form). Dadurch werden Belastungen und Stöße abgefedert. Diese Krümmungen sollen erhalten bleiben, aber nicht übertrieben werden. Der Begriff „neutrale Wirbelsäule" wurde zwar nicht von Joseph Pilates geprägt, spielt aber bei den Übungen eine große Rolle. Er bedeutet, dass bei

Pilates gegen Nackenverspannungen

Wer täglich stundenlang am Schreibtisch sitzt, kennt die schmerzhaften Verspannungen der Hals- und Nackenmuskulatur. Wenn der Kopf in einer unnatürlichen, vorgeschobenen Position gehalten wird, muss die Nackenmuskulatur die Dauerbelastung der ungünstigen Arbeitshaltung auffangen. Sie beginnt zu verkrampfen. Dies führt zu einer Mangeldurchblutung und zunehmender Verhärtung. Als Folge davon reduziert sich auch die Durchblutung des Gehirns, was sich durch schnelle Ermüdbarkeit bemerkbar macht.

Eine Entlastung der Nackenpartie kann durch Pilates-Übungen erreicht werden, bei denen vor allem die Rücken- und Brustmuskulatur gekräftigt wird. Außerdem sind sanfte Dehnungsübungen wichtig, um den Verspannungen und Verhärtungen entgegenzuwirken: Dazu wird der Kopf zur Seite und leicht nach vorn geneigt, wobei die Gegenschulter aktiv in Richtung Boden zieht. Durch ein vorsichtiges Drehen des Kopfs kann man die Verspannungspunkte orten. Wenn Sie eine angenehme Dehnungsposition gefunden haben, behalten Sie diese bei und atmen einige Male tief ein und aus.

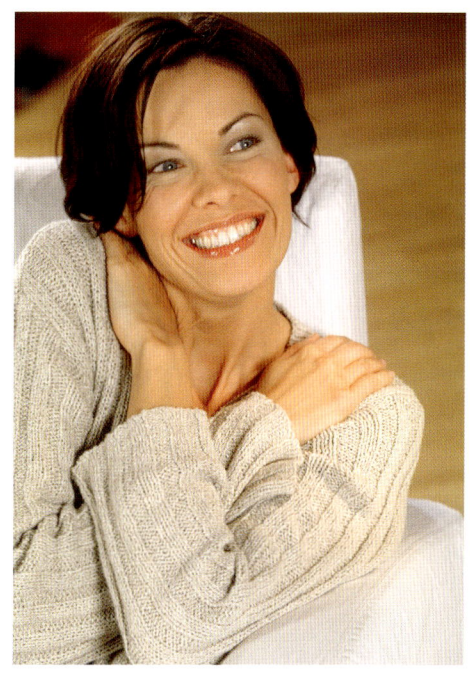

Schambeinknochen auf einer Ebene. Stellen Sie sich vor, Sie müssten im Liegen auf Ihren Beckenknochen ein Tablett mit vollen Wassergläsern balancieren. Versuchen Sie dabei aber, Ihre Oberschenkelmuskulatur zu entspannen.

Wirbel für Wirbel

Häufig wird die Anweisung gegeben, Wirbel für Wirbel auf- und abzurollen. Stellen Sie sich dabei Ihre Wirbel als Perlen einer Kette vor, die nacheinander den Boden berühren.

Kinn zur Brust

Sie werden einige Übungen finden, bei denen der Kopf vom Boden abgehoben wird. Dabei wird die Bauchmuskulatur zusätzlich aktiviert. Die richtige Kopfhaltung ist hierbei enorm wichtig. Heben Sie Ihren Kopf so an, dass sich Ihr Kinn parallel über dem Brustbein befindet. Ihren Blick können Sie dabei auf Ihre Körpermitte richten. Stellen Sie sich vor, Sie wollten überprüfen, ob Ihr Hosenknopf noch geschlossen ist. Es ist gut möglich, dass Sie anfangs relativ schnell Nackenschmerzen

Übungen in Rückenlage der Rücken flach und entspannt am Boden liegt. Das Becken ist weder gekippt noch angehoben. Bei normal geformter Wirbelsäule entsteht so ein kleines Luftpolster im Lendenwirbelbereich, das beim Üben beibehalten wird.

Neutrales Becken

Beim neutralen Becken befinden sich die beiden Beckenknochen und der

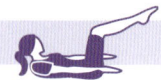

spüren. Je besser sich Ihre Bauchmuskulatur entwickelt, desto geringer wird dieses Problem werden. Sollten diese Schmerzen bei Ihnen auftreten, dann unterstützen Sie Ihre Halswirbelsäule, indem Sie eine Hand zeitweise in den Nacken nehmen. Überfordern Sie sich nicht. Die Übung wird nicht weniger wertvoll, wenn Sie sie entsprechend Ihren Fähigkeiten abwandeln. Das Gegenteil ist der Fall. Denken Sie daran, dass das Training nur Sinn macht, wenn Sie sich dabei wohlfühlen.

Pilates-Atmung

Prinzipiell ist es natürlich gut, tief bis in den Bauch zu atmen. Doch bei aktiviertem Powerhouse ist eine Bauchatmung nicht möglich. Um dieses Problem zu lösen und um den Körper optimal mit Sauerstoff zu versorgen, „erfand" Pilates die seitliche Brustkorbatmung. Diese „laterale Atmung" ist eigentlich auch nahe liegend, wenn man bedenkt, dass die beiden Lungenhälften unter dem Brustkorb sitzen. Versuchen Sie, Ihre Seiten zu weiten. Denken Sie an das Korsett, das Sie in der Vorstellung schon tragen, und stellen Sie sich vor, rechts und links unter Ihrem Brustkorb würden kleine Luftballons sitzen, die auf- und abgepumpt werden. Eine Ausdehnung ist dann nur in die Seiten möglich. Achten Sie aber darauf, dass Ihre Schultern nicht nach oben rutschen.

Üben Sie die Pilates-Atmung immer wieder gesondert, damit Sie ein Gefühl dafür bekommen und sie bald auto-

Übung zur Pilates-Atmung

Legen oder stellen Sie sich hin. Die Hände liegen mit geöffneten Fingern rechts und links auf den Rippenbögen. Die Fingerspitzen der beiden Hände berühren sich ganz leicht. Legen Sie das imaginäre Korsett an. Nun beginnen Sie in der Pilates-Atmung ein- und auszuatmen. Bei der Einatmung weiten sich die Seiten, die Fingerspitzen lösen sich voneinander. Bei der Ausatmung ziehen sich die Seiten wieder zusammen; entsprechend kommen auch die Fingerspitzen wieder zusammen und gleiten etwas ineinander. Durch die begleitende Bewegung der Hände wird die Art und Weise der lateralen Atmung noch viel deutlicher. Üben Sie die seitliche Brustkorbatmung immer wieder zwischendurch. Wenn Sie die Atmung beherrschen, werden Ihnen die Übungen viel müheloser erscheinen!

matisch ausführen können, sobald Sie mit dem Training beginnen.

Relaxation-Position & Imprinting

Zur Abrundung Ihrer Übungseinheit können Sie sich zu Beginn und am Ende ein paar Minuten entspannen. Nehmen Sie dabei am besten die Relaxation-Position ein. Viele Übungen starten auch in dieser Position, daher ist sie eine gute Vorbereitung auf das folgende Übungsprogramm.
Legen Sie sich dazu auf den Rücken. Die Beine sind hüftbreit aufgestellt, die Füße stehen ca. 30 Zentimeter vom Po entfernt flach auf dem Boden. Die Wirbelsäule ist neutral, ebenso das Becken. Ihr Hinterkopf liegt auf, die Halswirbelsäule ist lang, aber nicht überstreckt. Vermeiden Sie es auch, das Kinn so weit nach unten zu ziehen, dass ein Doppelkinn entsteht. Wenn Sie sich wohler dabei fühlen, legen Sie ein flaches Kissen unter den Kopf (nicht in die Nackenbeuge!). Die Hände liegen auf dem unteren Bauch. Schultern, Ellenbogen und Handgelenke sind entspannt. Lassen Sie Ihren Atem einfach fließen, ohne ihn bewusst zu beeinflussen. Spüren Sie,

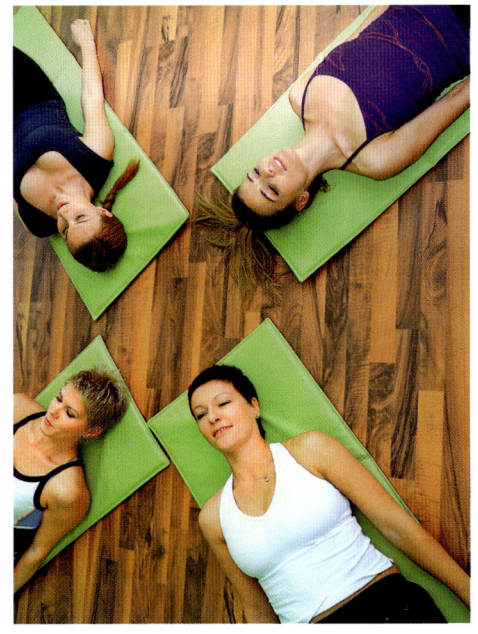

wie sich Ihr Bauch hebt und senkt. Schließen Sie nun die Augen und begeben Sie sich auf eine kleine Reise durch Ihren Körper. Lassen Sie Füße, Beine, Arme, Rücken und Kopf locker. Versuchen Sie, Gewicht abzugeben (Imprinting). Stellen Sie sich dazu vor, wie sich Hollywoodstars in Los Angeles mit ihren Hand- oder Fußabdrücken im Zement „verewigen". Lassen Sie nun Ihren Körper gedanklich in den weichen Zement einsinken, geben Sie Ihr ganzes Gewicht an den Boden ab und werden Sie ganz leicht.

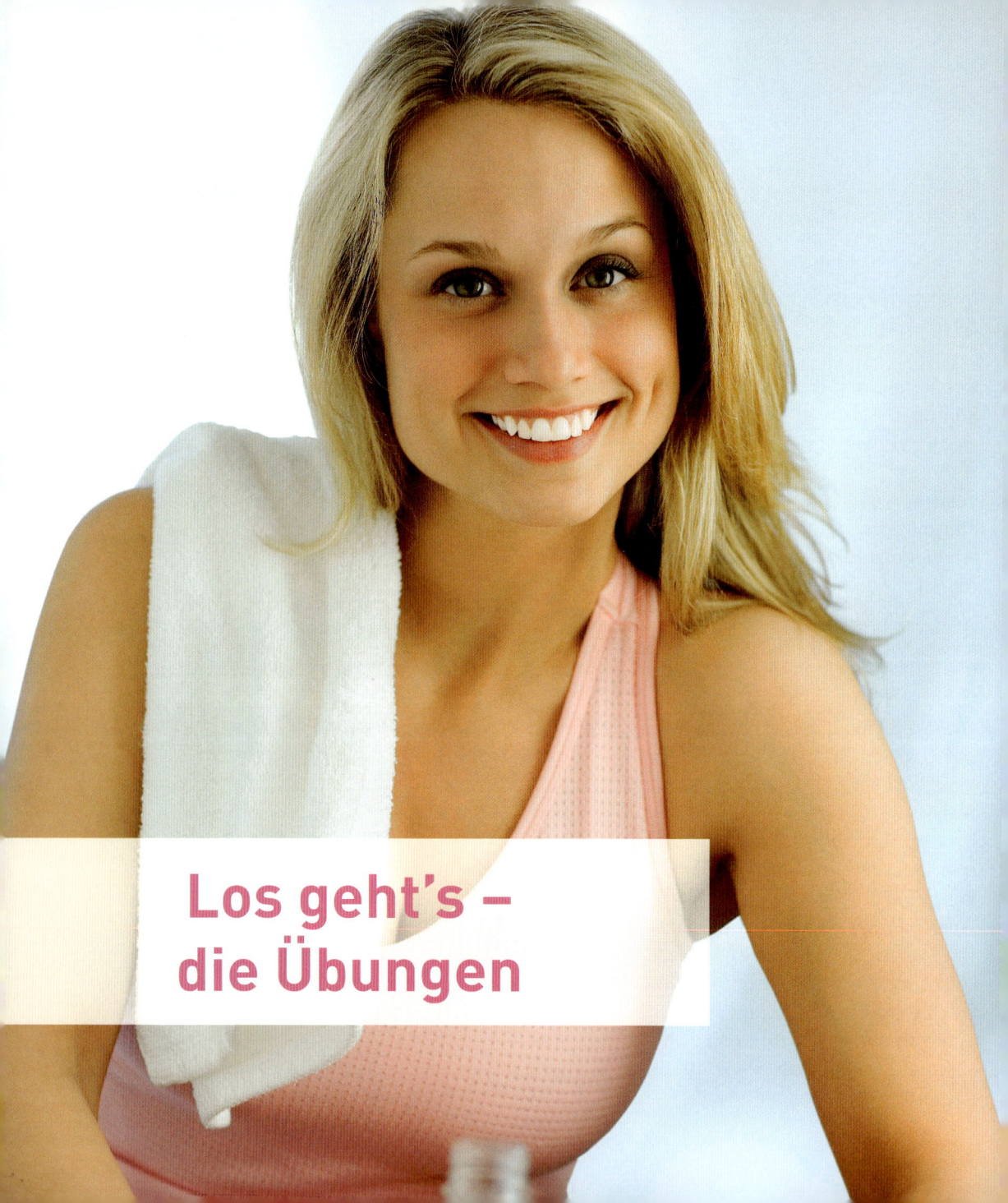

Los geht's –
die Übungen

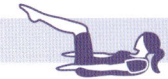

Übungen für jedes Niveau

Im folgenden Kapitel finden Sie Übungen für Einsteiger und für Fortgeschrittene. Arbeiten Sie immer auf Ihrer entsprechenden Leistungsstufe. Pilates ist kein Wettbewerb, und es gibt keine besseren oder schlechteren Übungen. Eine Übung ist für Sie immer dann optimal, wenn sie dem Trainingszustand Ihres Körpers angepasst ist. Nur wenn eine Bewegung harmonisch in die nächste fließen kann, finden Sie zum natürlichen Rhythmus Ihres Körpers zurück.

Das Ziel jeder Übung ist,
- einen natürlichen Bewegungsfluss zu schaffen.
- die Bewegungskontrolle zu halten.
- die Muskelspannung langsam mit Dynamik zu steigern, ohne dabei die Muskulatur auszupowern.
- die Haltung zu verbessern.
- das Powerhouse zu kräftigen.

Die Muskeln werden innerhalb der Grenzen ihrer muskulären Ausdauerfähigkeit trainiert. Vitalität wird aufgebaut, indem die Muskulatur kontinuierlich und gleichmäßig durch wechselnde Übungen beansprucht wird. Um das Kraftzentrum aufzubauen, müssen die tiefen Muskelschichten im Körper aktiviert werden. Gleichzeitig werden andere Muskeln gedehnt. Der Körper wird dabei erwärmt und vor Verletzungen geschützt. Trotzdem sollten Sie jedes Gymnastikprogramm grundsätzlich mit einer Aufwärmphase beginnen. Die Muskeltemperatur wird dabei erhöht. Außerdem stimmen Sie sich so auch seelisch auf die nachfolgende körperliche Aktivität ein. Die Effizienz der neuromuskulären Impulse nimmt nach einem kurzen Warm-up zu. Dies bedeutet, dass Ihr

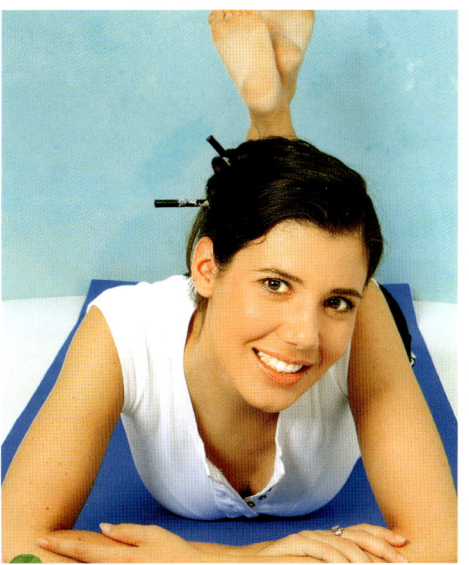

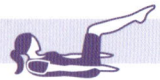

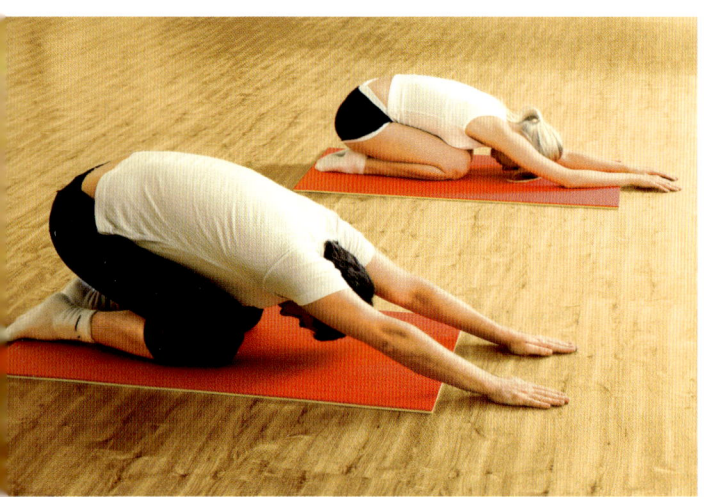

nach vorn. Die Knie sind nicht ganz durchgedrückt („soft knees"). Das Gewicht ist gleichmäßig auf beide Fußsohlen verteilt. Die Arme hängen seitlich am Körper herab. Die Schultern sind entspannt, hängen aber nicht nach vorn. Die Schulterblätter ziehen im Rücken ein wenig zusammen, sodass Sie aufrecht stehen. Der Hals ist gerade. Der Bauchnabel zieht ganz leicht nach innen. Übrigens: Dieser Stand wird bei den nachfolgenden Übungsbeschreibungen als „Grundstellung" bezeichnet.

Ablauf: Atmen Sie nun tief ein. Beim Ausatmen heben Sie die Arme seitlich am Körper nach oben, die Handflächen zeigen währenddessen in Richtung Decke. Lassen Sie Ihre Schultern entspannt. Beim Ausatmen führen Sie die Arme wieder nach unten. Dabei werden die Schultern und der obere Rückenbereich erwärmt. Wiederholen Sie das Armheben ca. fünf- bis zehnmal.

Gehirn die entsprechenden Signale an Ihre Muskeln schneller weiterleitet. Achten Sie besonders zu Beginn auf sanfte, ruhige Bewegungen. Arbeiten Sie nicht mit Schwung, fordern Sie nicht zu viel von Ihrem Körper und konzentrieren Sie sich auf eine tiefe Atmung.

Übungen zum Aufwärmen

Armheben

Ausgangsposition: Stellen Sie sich aufrecht hin, die Füße ungefähr hüftbreit auseinander. Die Zehenspitzen zeigen

Seitbeuge

Ausgangsposition: Nehmen Sie die Grundstellung ein (siehe oben).
Ablauf: Führen Sie Ihre Arme nun nach oben, die Handinnenflächen zeigen

zueinander, die Daumen also nach hinten. Achten Sie hierbei besonders darauf, Ihre Schultern nicht mit zu den Ohren ziehen. Atmen Sie ein. Mit dem Ausatmen neigen Sie Ihren Oberkörper aus der Taille zur rechten Seite, wobei Ihr Gewicht gleichmäßig auf beiden Füßen verteilt bleibt. Dann atmen Sie wieder ein und kommen dabei in die Ausgangsstellung zurück. Mit dem nächsten Ausatmen wiederholen Sie die Seitneigung zur linken Seite. Sie wärmen dabei Ihre seitliche Rumpfmuskulatur auf. Üben Sie pro Seite ca. fünf Wiederholungen.

Seitdehnung

Ausgangsposition: Sie können die Seitdehnung gleich an die Seitbeuge anschließen. Hier wird die seitliche Rumpfmuskulatur noch etwas intensiver gedehnt. Bleiben Sie einfach in der Seitbeuge nach rechts. Lassen Sie Ihren linken Arm oben, ohne die Schulter anzuheben.
Ablauf: Der rechte Arm zieht nun am rechten Oberschenkel außen entlang nach unten, so weit, wie Sie das als angenehm empfinden. Atmen Sie tief in die linke Seite, während Sie die Position ca. 30 Sekunden lang halten.

Achten Sie hierbei wieder ganz besonders darauf, dass beide Füße den Boden gleichmäßig berühren. Wiederholen Sie die Übung zwei- bis dreimal auf beiden Seiten.

Schulterkreisen

Ausgangsposition: Sie stehen in der Grundstellung (siehe Seite 34).
Ablauf: Ziehen Sie nun beim Einatmen Ihre beiden Schultern nach oben. Beim Ausatmen kreisen Sie die Schultern nach hinten. Versuchen Sie, Ihre

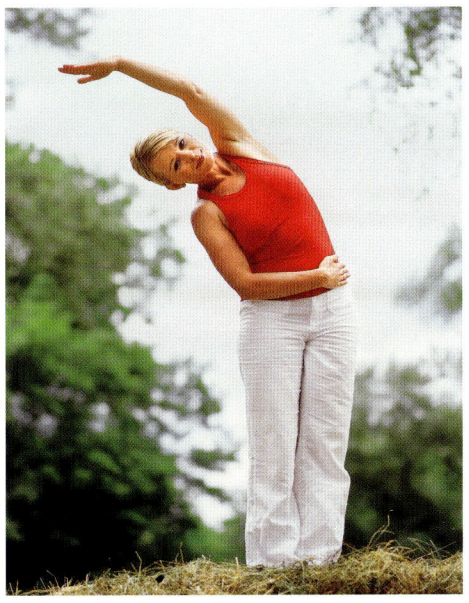

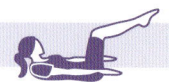

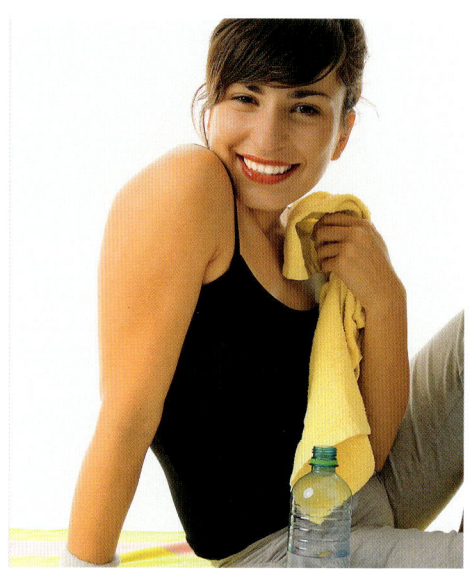

Schultern ganz bewusst nach unten zu ziehen; dabei können Sie eine angenehme Lockerung im Nacken und im oberen Rücken- und Schulterbereich verspüren. Wiederholen Sie das Schulterkreisen fünf- bis zehnmal.

Stehendes Balancieren

Ausgangsposition: Sie stehen in der Grundstellung (siehe Seite 34), wobei Sie darauf achten sollten, Ihre Zehen lang und unverkrampft zu lassen.
Ablauf: Heben Sie nun langsam mit dem Ausatmen die Fersen vom Boden,

bis Sie im Ballenstand sind. Versuchen Sie möglichst ruhig zu stehen und die Atmung gleichmäßig fließen zu lassen. Halten Sie die Balance wenn möglich für einige Sekunden, bevor Sie sich wieder langsam über die Fußsohlen abrollen. Sie werden eine leichte Erwärmung der Fuß- und Unterschenkelmuskulatur bemerken. Wiederholen Sie die Übung ungefähr dreimal.
Variation: Das Balancieren ist nicht ganz einfach, aber eine gute Methode, den Gleichgewichtssinn zu fördern. Noch schwieriger wird es, wenn Sie versuchen, im Ballenstand die Augen zu schließen. Es ist erstaunlich, wie schnell man dabei die Balance und die Orientierung verliert. Probieren Sie das ruhig hin und wieder einmal aus und betrachten Sie die zusätzliche Schwierigkeit als Herausforderung.

Kopfkreisen

Ausgangsposition: Sie stehen in der Grundstellung (siehe Seite 34).
Ablauf: Lassen Sie Ihr Kinn langsam in Richtung Brustbein sinken, ohne dass dabei die Schultern nach vorn fallen. Bewegen Sie Ihren Kopf nun ganz langsam in einem Halbkreis von

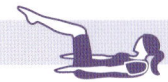

Schulter zu Schulter. Finden Sie dabei ein Tempo, das Ihnen angenehm ist. Sie können die Augen schließen, wenn Sie mögen. Falls Ihnen aber leicht schwindelig wird, sollten Sie Ihre Augen lieber offen lassen. Halten Sie zum Abschluss das Kinn für einige Sekunden zur rechten bzw. linken Schulter gezogen. Spüren Sie dabei eine angenehme Dehnung in der seitlichen Hals- und Nackenmuskulatur.

Ab- und Aufrollen im Stand

Ausgangsposition: Sie stehen in der Grundstellung (siehe Seite 34).
Ablauf: Atmen Sie ein. Beim Ausatmen lassen Sie Ihr Kinn langsam in Richtung Brustbein sinken. Die Schultern fallen nach vorn, der obere Rücken wird rund. Rollen Sie sich jetzt Wirbel für Wirbel ab. Atmen Sie unten wieder ein und rollen Sie sich beim Ausatmen Wirbel für Wirbel auf.
Wichtig sind hierbei die „soft knees", denn dadurch wird Ihr Lendenwirbelbereich entlastet. Versuchen Sie, die Bewegung konzentriert und fließend durchzuführen. Vermeiden Sie es, dabei hin- und herzuschwanken. Ihre Fußsohlen bleiben gleichmäßig am

Boden. Das Ab- und Aufrollen dient der Lockerung der Wirbelsäule und hilft gegen Verspannungen. Wiederholen Sie die Übung drei- bis fünfmal.

Armschwünge

Ausgangsposition: Sie stehen in der Grundstellung (siehe Seite 34). Schließen Sie dabei allerdings die Beine. Füße und Schultern sind entspannt, der Bauch ist angespannt.
Ablauf: Führen Sie Ihre Arme über vorn nach oben. Die Füße bleiben flach am Boden. Atmen Sie ein und lassen Sie beim Ausatmen Ihr Kinn auf das Brustbein sinken. Der Oberkörper rollt sich nach vorn unten, die Arme

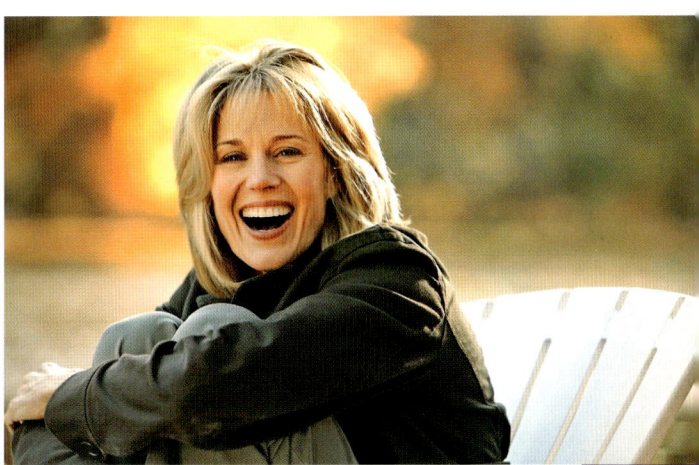

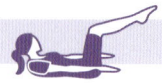
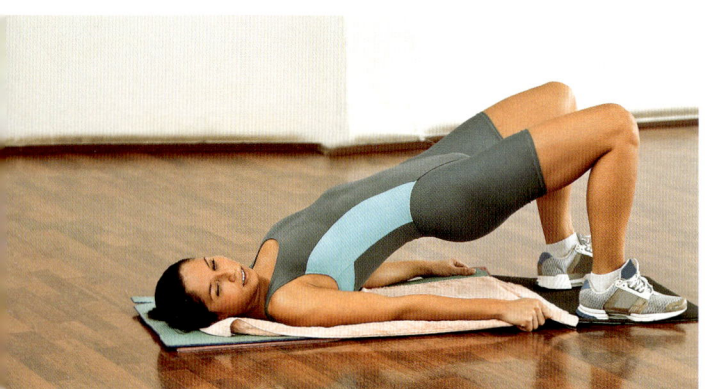

die Füße stehen ca. 30 Zentimeter vom Po entfernt flach auf dem Boden. Die Arme liegen entspannt seitlich neben dem Körper. Die Wirbelsäule ist in einer neutralen Position. Das bedeutet, dass die natürliche Krümmung beibehalten wird. Im Normalfall ist dann zwischen Ihrer Lendenwirbelsäule und der Unterlage ein kleiner Spalt. Dieser wird bei den folgenden Übungsbeschreibungen als „Luftpolster" bezeichnet. Der Kopf liegt gerade, das Kinn ist ungefähr eine Faustbreit vom Brustbein entfernt. Diese Position wird in nachfolgenden Übungen als „Grundposition in Rückenlage" bezeichnet.

Ablauf: Atmen Sie ein. Dabei beginnen Sie vom Po und Steißbein aus, den Rücken Wirbel für Wirbel vom Boden aufzurollen, bis Sie auf Ihren Schulterblättern liegen. Wenn Sie keinerlei Probleme im Nacken- und Schulterbereich haben, können Sie sich noch ein Stückchen weiter aufrollen, bis Sie nur noch auf Ihren Schultern liegen. Beim Ausatmen rollen Sie sich genauso Wirbel für Wirbel wieder auf den Boden ab. Führen Sie die Bewegung weich und gleichmäßig aus und werden Sie auch nicht schneller, wenn Sie zum Lendenwirbelsäulenbereich kommen. Wiederholen Sie das Auf-

schwingen dabei weit nach hinten durch. Dabei gehen Sie etwas tiefer in die Knie. Schwingen Sie genauso wieder in die Ausgangsposition zurück und atmen Sie dabei ein. Versuchen Sie, die Bewegung fließend durchzuführen.

Schultern, Wirbelsäule und Unterkörper werden durch diese Übung gelockert, außerdem wird der Kreislauf angeregt. Sie werden dabei richtig wach und munter. Absolvieren Sie ca. fünf bis zehn Armschwünge.

Auf- und Abrollen in Rückenlage

Ausgangsposition: Legen Sie sich auf Ihrer Unterlage auf den Rücken. Die Beine sind dabei hüftbreit geöffnet,

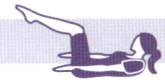

und Abrollen ca. fünfmal. Sie lockern dadurch Ihre Rückenmuskulatur und machen sie geschmeidig. So haben Sie einen idealen Einstieg in Ihr Trainingsprogramm.

Beckenschieben in Rückenlage

Ausgangsposition: Diese letzte Übung aus dem Aufwärmprogramm ist eine Erweiterung des Auf- und Abrollens.

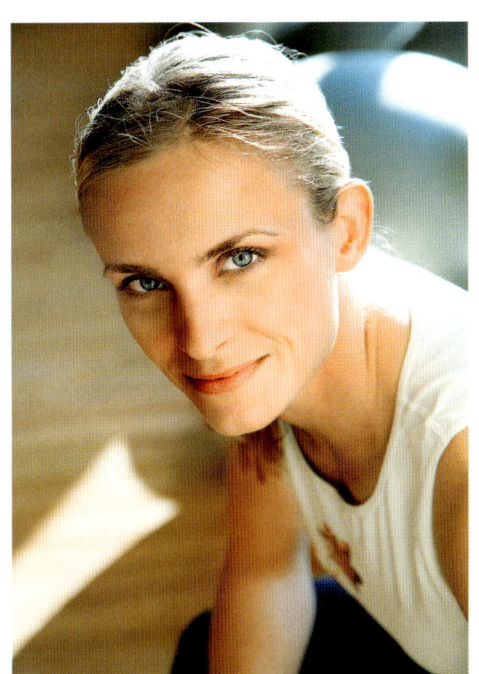

Ablauf: Versuchen Sie bei aufgerolltem Rücken Ihr Becken leicht nach rechts bzw. links oben zu schieben. Stellen Sie sich vor, an Ihren beiden Beckenknochen seien Fäden befestigt, an denen jemand abwechselnd nach oben zieht. Versuchen Sie dabei aber, Ihren Schultergürtel ruhig und entspannt am Boden zu halten. Ihr gesamter unterer Rückenbereich wird dabei entlastet und gelockert.

Basisübungen

Die folgenden Übungen stellen die Grundlage für das Pilates-Training dar. Machen Sie sich mit den Basisübungen vertraut. Dies wird Ihnen die schwierigeren Übungsausführungen erleichtern.

Beckenheben (1)

Ausgangsposition: Sie können gleich aus der Position der letzten beiden Übungen aus dem Aufwärmprogramm starten. Sie liegen in Rückenlage, die Beine sind aufgestellt.
Ablauf: Schließen Sie nun Ihre Füße und Beine; pressen Sie dabei Ihre Oberschenkel zusammen, so werden

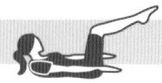

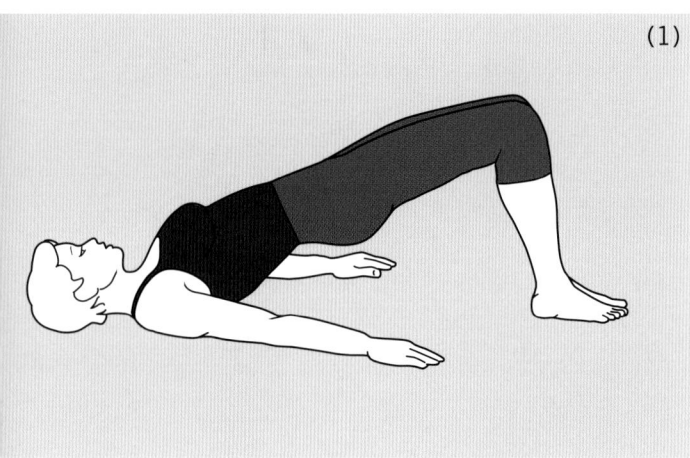

(1)

Entspannen Sie kurz, atmen Sie gleichmäßig ein und aus. Danach können Sie die Übung noch zwei- bis dreimal wiederholen. Sie kräftigen dabei neben Ihrer Bauchmuskulatur vor allem den unteren Rücken, den Po und die Innenseiten der Oberschenkel.

Aufrollen I

Ausgangsposition: Sie liegen in der Grundposition auf dem Rücken (siehe Seite 38). Die Füße stehen hüftbreit geöffnet am Boden.

Ablauf: Atmen Sie ein. Beim Ausatmen aktivieren Sie Ihr Powerhouse. Heben Sie den Kopf vom Boden, wobei das Kinn ganz leicht in Richtung Brustbein zieht. Versuchen Sie, ein Stück höher zu kommen, bis sich Ihre Schulterblätter vom Boden gelöst haben. Halten Sie die Spannung und atmen Sie gleichmäßig weiter. Heben Sie Ihre ausgestreckten Arme ca. 20 Zentimeter vom Boden ab. Führen Sie mit den Armen wechselseitig langsame, wellenartige Auf- und Abwärtsbewegungen durch. Bei Nackenproblemen können Sie Ihren Kopf auch jeweils mit einer Hand unterstützen und die Bewegung nur mit einem Arm ausführen. Danach die Seiten wechseln. Pausie-

auch die Schenkelanzieher (Adduktoren) aktiviert. Spannen Sie Ihren Beckenboden und das gesamte Powerhouse an. Atmen Sie ein. Beim Ausatmen heben Sie Ihren unteren Rücken vom Boden ab. Achten Sie darauf, dass Ihre Schulterblätter noch am Boden aufliegen, und lassen Sie die Knie zusammengedrückt. Halten Sie die Spannung. Geben Sie beim Einatmen ein bisschen nach, das Becken bleibt aber vom Boden abgehoben. Versuchen Sie jeweils mit dem Ausatmen, die Spannung im Powerhouse, im Beckenboden und zwischen den Oberschenkeln zu intensivieren. Führen Sie die Übung so lange durch, bis Sie merken, dass Ihre Anspannung nachlässt. Legen Sie sich dann ab.

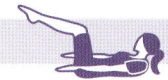

ren Sie, wenn Sie in der Spannung nachlassen. Wiederholen Sie die Übung noch drei- bis fünfmal. Diese Übung kräftigt Ihr gesamtes Powerhouse und dient als Vorbereitung für die Übung „Aufrollen II".

sich in gleicher Weise Wirbel für Wirbel nach unten ab. Wiederholen Sie das Aufrollen fünf- bis zehnmal. Diese Übung kräftigt vor allem die Bauchmuskulatur und aktiviert die einzelnen Wirbelkörper.

Aufrollen II

Ausgangsposition: Diese Übung ist etwas schwieriger, aber Sie können zu Beginn etwas „mogeln". Sie liegen in der Grundposition in Rückenlage (siehe Seite 38).

Ablauf: Atmen Sie ein. Beim Ausatmen mobilisieren Sie Ihr Powerhouse und beginnen, sich Wirbel für Wirbel vom Boden zu lösen. Die Arme ziehen dabei gestreckt nach vorn. Die Füße bleiben auf dem Boden stehen. Es kann sein, dass Sie anfangs nur mit Schwung nach oben kommen, das bedeutet, dass sich Ihre Füße vom Boden lösen. Vermeiden Sie das, halten Sie sich lieber mit den Händen an den Oberschenkeln fest und ziehen Sie sich mit dieser Hilfe nach oben. Wenn Sie oben angekommen sind, atmen Sie ein, umfassen mit den Händen Ihre Knie und richten den Rücken auf. Danach atmen Sie wieder aus, lösen die Hände von den Knien und rollen

Beinkreise in Rückenlage

Ausgangsposition: Hierbei können Sie sich nach der anstrengenden Aufrollübung wieder etwas erholen. Sie liegen in Rückenlage, die Beine sind an-

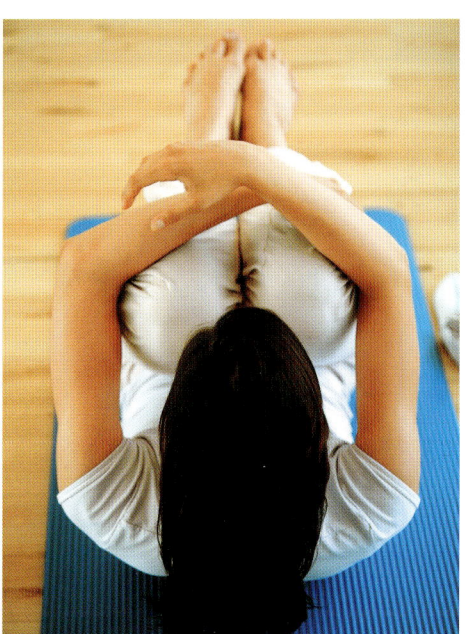

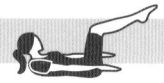

gezogen und etwa hüftbreit geöffnet. Stellen Sie sich einen Maikäfer auf dem Rücken vor, und Sie wissen sofort, was gemeint ist. Ihre Hände umfassen jeweils das rechte und linke Knie.

Ablauf: Beginnen Sie, beide Beine zusammen zu kreisen. Wechseln Sie auch einmal die Richtung. Danach können Sie zu Achterkreisen übergehen. Zum Abschluss führen Sie die Beinkreise separat nach außen und innen rotierend aus. Atmen Sie dabei gleichmäßig und erhalten Sie die Grundspannung im Powerhouse aufrecht. Kreisen Sie ungefähr zehnmal in jede Richtung bzw. so lange, wie es für Sie angenehm ist. Diese Übung dient der Beckenstabilität, der Koordination und der Wahrnehmung.

Vierfüßlerstand (2)

Ausgangsposition: Stützen Sie sich auf Ihre Knie und Hände. Die Knie sind dabei hüftbreit geöffnet, die Hände schulterbreit geöffnet. Sie sollten sich in einer geraden Linie mit dem Schultergelenk befinden. Achten Sie darauf, dass die Ellenbogengelenke nicht ganz durchgedrückt sind. Der Kopf und das Becken befinden sich in einer neutralen Position.

Ablauf: Zur Vorbereitung können Sie einige Male den Rücken runden und wieder gerade machen. So lockern Sie eventuell verspannte Rückenstreckermuskeln und können Ihre Mitte finden. In dieser neutralen Position ist der Bauchnabel leicht nach innen gezogen – denken Sie an die enge Jeans und den Druckknopf!

Atmen Sie ein. Beim Ausatmen heben Sie Ihren rechten Arm und Ihr linkes Bein an, bis sie eine waagerechte Linie mit dem Rücken bilden. Selbstverständlich können Sie auch mit der anderen Seite beginnen. Ziehen Sie Ihren Bauchnabel noch ein Stückchen weiter nach innen. Beim nächsten Einatmen senken Sie Arm und Bein wieder ab. Machen Sie ca. zehn Wiederholungen pro Seite, um anschließend Arm und Bein zu wechseln.

(2)

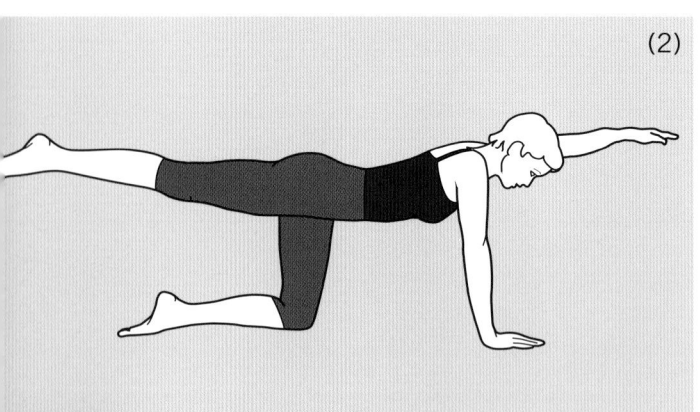

Diese Übung dient der Streckung des Rückens (axiale Verlängerung) und verbessert die Koordination und Körpergrundspannung.

Bauchlage

Ausgangsposition: Legen Sie sich auf den Bauch.

Ablauf: Die Beine sind lang gestreckt, die Zehenspitzen locker. Die nach vorn ausgestreckten Arme liegen mit den Handflächen nach unten auf dem Boden. Achten Sie besonders darauf, die Schultern unten zu lassen, d. h., diese nicht mit zu den Ohren zu ziehen, während Sie die Arme abheben. Denken Sie an das Bild, dass Sie versuchen, Ihre Schulterblattspitzen „in Ihre hintere Hosentasche zu schieben". Aktivieren Sie Ihr Powerhouse. Ziehen Sie Ihren Bauchnabel nach innen. Denken Sie an eine kleine Höhle oder an einen kleinen Mäusetunnel, der entstehen soll. Vermeiden Sie es, das „Mäuschen zu zerquetschen". Die Lendenwirbelsäule ist neutral, der Blick ist zum Boden gerichtet. Atmen Sie ein. Mit der Ausatmung beginnen Sie, Ihren Bauchnabel weiter „einzusaugen". Die Arme und Beine werden vom Zentrum aus lang gestreckt und leicht angeho-

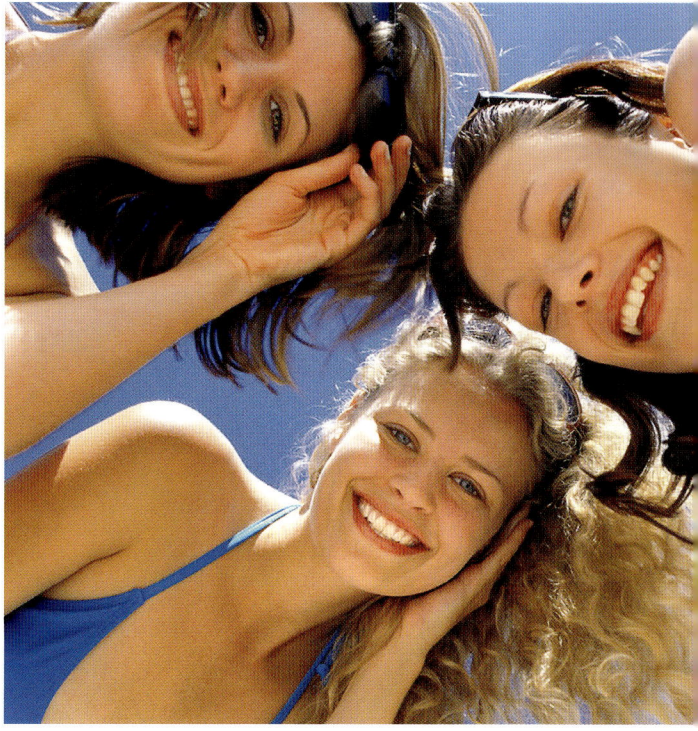

ben. Mit der Einatmung senken Sie Arme und Beine wieder zum Boden ab, wobei die Grundspannung erhalten bleibt. Pausieren Sie sofort, wenn Sie Verspannungen im Schulter-Nacken-Bereich spüren. Wiederholen Sie die Übung fünf- bis zehnmal. Sie dient der Kräftigung der Bauch- und Rückenstreckmuskulatur. Außerdem wird sie zur Vorbereitung für weiterführende Übungen eingesetzt.

Individuell trainieren

Übungen für Einsteiger

Bei der Auswahl der folgenden Übungen wurde darauf geachtet, dass die Ausführung nicht zu schwierig ist, das Training aber trotzdem zu einem guten Aufbau von Kraft und Körperbeherrschung führt. Deshalb wurden auch Übungen in verschiedenen Positionen (Rückenlage, Seitenlage, Bauchlage) gewählt. Später kann man diese Bewegungen dann einfach erweitern oder den Schwierigkeitsgrad erhöhen.

Ein-Bein-Streckung I (3)

Ausgangsposition: Sie sitzen mit angewinkelten Knien und aufgestellten Füßen auf Ihrer Matte.

Ablauf: Umfassen Sie Ihr linkes Bein unterhalb des Kniegelenks mit beiden Händen. Atmen Sie ein. Spannen Sie dabei Ihr gesamtes Powerhouse an. Mit dem Ausatmen rollen Sie sanft nach hinten, aber nur so weit, dass Schultern und Kopf nicht auf der Unterlage liegen. Das rechte Bein wird nach oben in Richtung Decke gestreckt. Dann wechseln Sie die Seiten. Das rechte Bein wird angezogen, das linke Bein wird nach oben gestreckt. Ein Beinwechsel ist jeweils ein Satz. Atmen Sie jeweils während eines Satzes ein, während des nächsten Satzes aus. Halten Sie Ihre Schultern und Hüften parallel, d.h., wippen Sie nicht hin und her. Die Schultern bleiben vom Boden entfernt. Ziehen Sie dabei Ihren Bauchnabel ganz fest nach innen. Wenn Sie Ihre Powerhouse-Spannung aufrechterhalten, wird der Nacken entlastet.

(3)

Sollte der Nackenbereich dennoch schmerzen, legen Sie den Kopf kurz ab oder arbeiten Sie zunächst mit einem Nackenkissen. Falls Sie Probleme mit den Knien haben, können Sie die Beine auch jeweils um den Oberschenkel greifen. Wiederholen Sie die Übung in fünf bis zehn Sätzen. Sie dehnen dabei die Beinrückseiten und kräftigen Ihr Powerhouse, insbesondere Ihre Bauchmuskulatur.

Tipp: Diese Übung ist auch als Vorübung zur Übung „Dehnung mit beiden Beinen II" aus den Anleitungen für Fortgeschrittene gedacht. Absolvieren Sie einige Sätze hiervon, bevor Sie mit der etwas schwierigeren Variante beginnen. Falls Sie Probleme mit dem Rücken haben, bietet die hier beschriebene Version immer eine gute Alternative für Sie.

Ein-Bein-Heben

Ausgangsposition: Legen Sie sich auf den Rücken.

Ablauf: Ziehen Sie zunächst Ihre Knie an die Brust. Der ganze Rücken liegt auf dem Boden, die Wirbelsäule ist in neutraler Position. Die Arme liegen seitlich neben dem Körper, die Fingerspitzen ziehen nach unten in Richtung

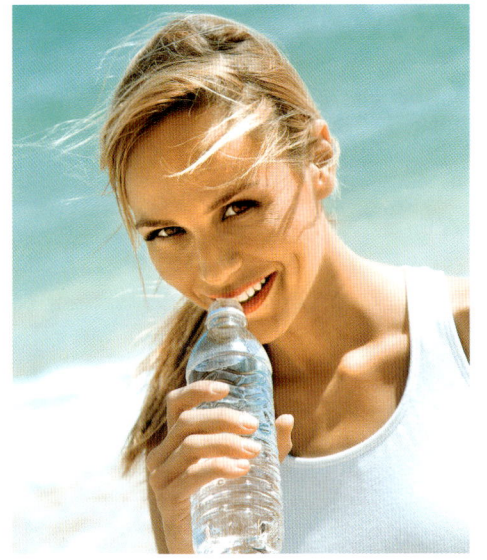

Mattenende. Saugen Sie Ihren Bauchnabel fest nach innen.

Atmen Sie ein. Dabei heben Sie Ihren Kopf, die Schultern und die gestreckten Arme von der Matte ab. Mit dem Ausatmen senken Sie Ihr rechtes Bein gestreckt zum Boden, während Sie das linke Bein gestreckt senkrecht zur Decke heben. Beim Einatmen ziehen Sie beide Knie wieder an die Brust, beim Ausatmen wechseln Sie die Seiten. Erhalten sie beim Absenken auf jeden Fall Ihre Powerhouse-Spannung aufrecht, denn das Gleichgewicht der Beine wird vom Powerhouse gehalten. Außerdem wird dabei die Lendenwir-

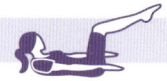

belsäule entlastet. Der Rumpf bleibt während der Bewegung ruhig, die Hüften liegen immer in gleicher Höhe am Boden.

Sie können den Rhythmus der Übung variieren, indem Sie einen Atemzyklus lang (d. h. einmal ein- und einmal ausatmen) die Stellung halten, bevor Sie mit dem übernächsten Einatmen die Knie wieder heranholen. Wiederholen Sie das Ein-Bein-Heben in fünf bis zehn Sätzen, wobei ein Satz jeweils aus einmal Heben mit rechts und einmal mit links besteht. Sie können zwischendurch pausieren, indem Sie die Knie mit beiden Händen um-

fassen und den Kopf ablegen. Sie dehnen bei der Übung Ihre rückseitige Beinmuskulatur. Vor allem aber wird Ihre gesamte Bauchregion gekräftigt und Ihr Powerhouse stabilisiert.

Aufrollen mit Langsitz

Ausgangsposition: Sie liegen in Rückenlage in Grundposition (siehe Seite 38). Die Knie sind aufgestellt, die Füße stehen am Boden, die Arme sind lang an den Seiten ausgestreckt.

Ablauf: Atmen Sie ein. Aktivieren Sie Ihr Powerhouse, pressen Sie Ihre Knie zusammen und spannen Sie Ihren Po an. Mit der Ausatmung rollen Sie sich Wirbel für Wirbel nach oben (siehe „Aufrollen II"). Wenn Sie oben sind, atmen Sie wieder ein, umfassen mit den Händen Ihre Knie und ziehen sich im Rücken gerade. Denken Sie an das Bild des Heißluftballons, der mit einer Schnur an Ihrem Kopf befestigt ist und Sie sanft nach oben zieht. Mit der nächsten Ausatmung strecken Sie Ihre Beine nach vorn auf der Matte aus. Die Zehenspitzen sind gestreckt. Dehnen Sie sich zugleich im Oberkörper nach vorn. Achten Sie aber darauf, dass Ihr Bauchnabel weiterhin zur Wirbelsäule gezogen ist. Stellen Sie sich

vor, dass Sie sich mit dem Oberkörper über einen großen Ball legen. Der Rückweg verläuft genauso, d. h. einatmen, dabei die Beine wieder aufstellen und den Rücken gerade ziehen, ausatmen und dabei Wirbel für Wirbel abrollen.

Versuchen Sie, die Übungsfolge fünf- bis zehnmal ohne Unterbrechung zu wiederholen. Falls Sie in der Anspannung nachlassen, sollten Sie natürlich eine kurze Pause einlegen. Beim Aufrollen in den Langsitz wird das gesamte Powerhouse gekräftigt. Außerdem kommt es zu einer Dehnung der rückseitigen Oberschenkelmuskulatur.

Beintippen

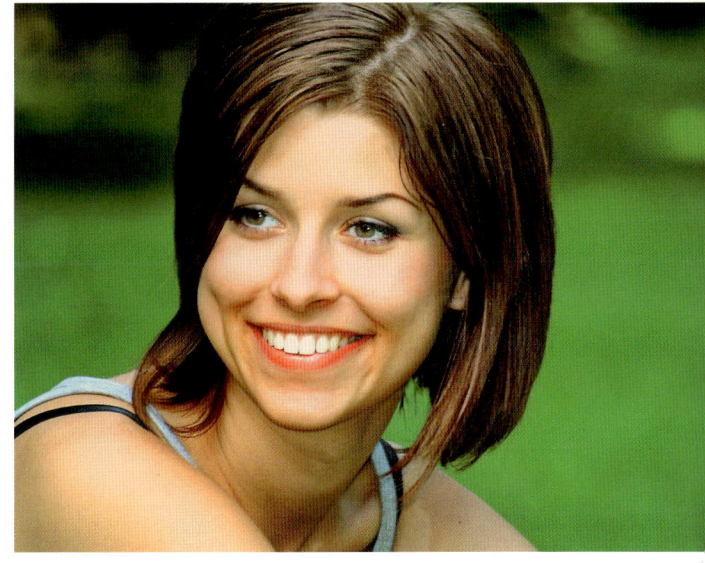

Ausgangsposition: Sie liegen in Rückenlage in der Grundposition (siehe Seite 38). Aktivieren Sie Ihr Powerhouse und atmen Sie ein. Dann begeben Sie sich in die Ausgangsposition für die Übung. Mit dem Ausatmen heben Sie dazu nacheinander Ihre Beine vom Boden ab. Ober- und Unterschenkel bilden einen rechten Winkel. Das bedeutet, dass sich Ihre Kniegelenke in einer senkrechten Linie mit Ihrem Hüftgelenk befinden. Ihre Unterschenkel bilden eine waagerechte Linie mit dem Boden.

Ablauf: Atmen Sie wieder ein. Mit dem Ausatmen senken Sie ein Bein ab, ohne den Winkel zu verändern, und tippen mit der Zehenspitze auf den Boden. Achten Sie darauf, dass Ihr Powerhouse wirklich angespannt ist. Unter der Lendenwirbelsäule darf sich dann das kleine Luftpolster befinden, das Ihrer natürlichen Wirbelsäulenkrümmung entspricht. Halten Sie kurz, atmen Sie ein und führen Sie beim nächsten Ausatmen das Bein wieder in die Ausgangsposition zurück. Hier wieder einatmen und beim Ausatmen die Sequenz mit dem anderen Bein wiederholen.

Wenn Sie sich sicherer sind und mehr im Bewegungsfluss arbeiten möchten, können Sie später die Pausen weglassen. Das bedeutet, Sie ziehen beim Ausatmen gleichzeitig das eine Bein wieder in die Ausgangsposition zurück, während Sie das andere Bein nach unten senken und mit der Zehenspitze auf den Boden tippen. Wenn Sie geübter sind und den Schwierigkeitsgrad erhöhen wollen, tippen Sie mit den Füßen etwas weiter vom Po entfernt auf den Boden. Sie verändern dabei ganz leicht den Winkel im Kniegelenk. Nochmals: Es ist ganz wichtig, dass Ihr Bauchnabel dabei an der Wirbelsäule „verankert" ist. Die Schulter-

blätter bleiben tief gezogen, die Schulter-, Hals- und Nackenmuskulatur sollte während der Bewegung so entspannt wie möglich sein. Wiederholen Sie die Sequenz zehn- bis 15-mal, oder so lange, bis Sie eine Pause benötigen.

Durch diese Übung aktivieren Sie Ihr Hüftgelenk. Außerdem kräftigen Sie Ihr Powerhouse, speziell die geraden und schrägen Bauchmuskeln.

Rollen wie ein Ball (4)

Ausgangsposition: Setzen Sie sich an den vorderen Mattenrand. Die Knie werden zur Brust gezogen und sind leicht geöffnet. Umfassen Sie die Beine von außen nahe bei den Knöcheln und heben Sie die Füße vom Boden ab. Sie balancieren nun auf Ihrem Steißbein. Ihr Kinn zeigt in Richtung Brustbein, die Ellenbogen ziehen weit auseinander, Ihr Rücken wird rund. Sie sollten sich wie ein großer runder Ball fühlen.

Ablauf: Atmen Sie ein, dabei kommt der Bauchnabel zur Wirbelsäule (Bauchspannung!). Mit dem Einatmen rollen Sie sich nach hinten. Werfen Sie dabei aber auf keinen Fall Ihren Kopf nach hinten. Halten Sie Ihre Bei-

(4)

ne fest. Mit der Ausatmung rollen Sie sich wieder nach vorn. Arbeiten Sie dabei aber immer mit Ihrer Bauchmuskulatur. Das tun Sie, wenn Sie versuchen, den Abstand zwischen dem Oberkörper und den Knien immer gleich und auch die Ellenbogen stets außen zu lassen. Wenn Sie nach oben gerollt sind, lassen Sie Ihre Füße nicht auf den Boden aufkommen. Das ist das eigentlich Schwierige an der Übung, denn hierzu benötigen Sie eine große Anspannung im Bauch, um sich auszubalancieren.

Sollte Ihnen das zu Beginn sehr schwerfallen, können Sie Ihre Füße natürlich kurz auf dem Boden absetzen. Rollen Sie nicht zu langsam, denn sonst wird es sehr mühsam, wieder hochzukommen. Machen Sie Ihren Rücken so rund, dass Sie jeden einzelnen Wirbel auf der Unterlage spüren können. Stoppen Sie die Rollbewegung am unteren Ende der Schulterblätter, d. h., Sie rollen nicht bis auf den Nacken. Lassen Sie Ihre Augen geöffnet, das Gleichgewichtsgefühl ist so viel besser. Machen Sie fünf bis zehn Rollbewegungen. Das Rollen wie ein Ball beansprucht Ihre Bauchmuskulatur. Außerdem fördert es den Gleichgewichtssinn, massiert den Rücken und macht obendrein noch Spaß.

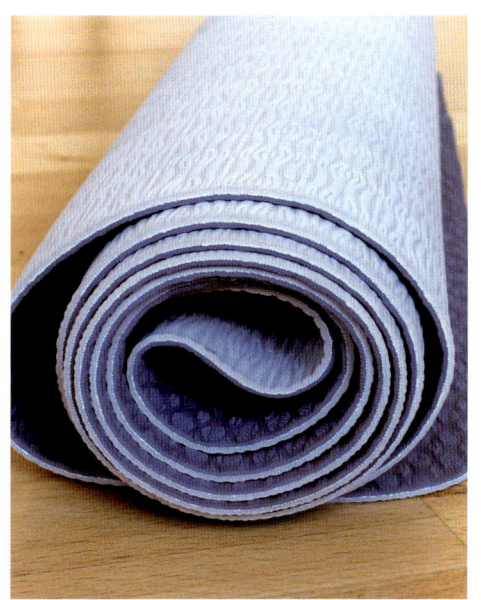

The Hundred I

„The Hundred" ist eine ganz klassische, aber schwierige Pilates-Übung. Deshalb wird sie hier zunächst abgewandelt und in Phasen unterteilt. Diese führen Schritt für Schritt zur Originalform der Übung. Tun Sie sich selbst einen Gefallen und bauen Sie die Übung langsam auf. Sie werden keinen Spaß daran und keinen Nutzen davon haben, wenn Sie vorschnell zur Originalform übergehen. Bedenken Sie, dass das klassische Training von Pilates für Profitänzer entwickelt wur-

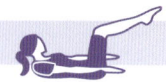

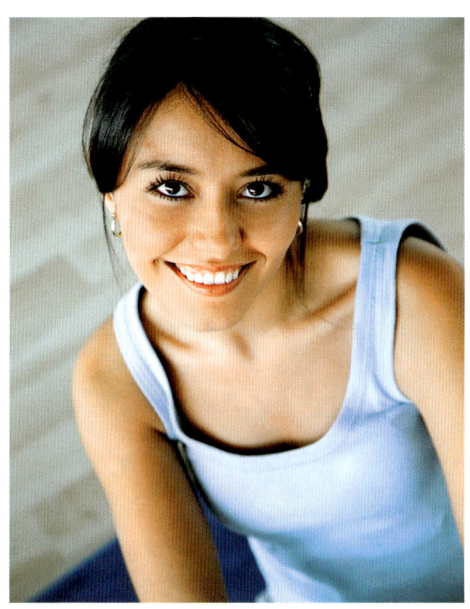

de, die natürlich ganz andere körperliche Voraussetzungen mitbrachten.

Ausgangsposition: Für „The Hundred I" begeben Sie sich in die Grundposition in Rückenlage (siehe Seite 38). Ihre Beine sind geschlossen aufgestellt, die Füße stehen am Boden, Ihre Wirbelsäule ist neutral (Luftpolster!).

Ablauf: Atmen Sie ein und aktivieren Sie Ihr Powerhouse. Beim Ausatmen heben Sie Ihren Kopf und Ihre Schultern an. Schauen Sie auf Ihren Bauchnabel, dabei zieht das Kinn leicht in Richtung Brustbein. Achten Sie besonders darauf, dass Sie sich vom oberen Rücken und nicht vom Nacken aus nach vorn-oben ziehen.

Strecken Sie Ihre Arme lang aus und kommen Sie – wenn möglich – so weit nach oben, dass Sie nur noch Ihre Schulterblattspitzen am Boden spüren. Heben Sie nun Ihre gestreckten Arme ungefähr 15 Zentimeter vom Boden ab. Dann beginnen Sie, Ihre Arme schnell rhythmisch auf- und abzubewegen. Während dieser kleinen und zügigen Pumpbewegungen atmen Sie fünf Atemzüge stakkatomäßig durch die Nase ein. Ebenso stakkatomäßig atmen Sie fünf Atemzüge durch den geöffneten Mund wieder aus. Einfach ausgedrückt: fünfmal pumpen und dabei fünfmal einatmen – fünfmal pumpen und dabei fünfmal ausatmen. Wiederholen Sie diesen Atemzyklus zunächst nur fünfmal, das entspricht 50 Pumpbewegungen. Steigern Sie sich dann nach und nach auf zehn Atemzyklen, das entspricht 100 Pumpbewegungen – daher die Bezeichnung „The Hundred".

Tipp: Die meisten Schwierigkeiten bei dieser Übung treten im Nackenbereich auf, der häufig sehr verspannt wird. Sollte das bei Ihnen auch der Fall sein, versuchen Sie, Ihren Bauch noch fester anzuspannen, denn hier sitzen die Muskeln, die Sie nach oben ziehen

und halten sollen. Legen Sie häufigere Pausen ein. Ein Nackenkissen kann zunächst zur Unterstützung eingesetzt werden, nimmt der Übung aber viel von ihrer Effektivität.

Übrigens: „The Hundred" trainiert Ihr gesamtes Powerhouse. Vor allem aber ist es eine Atemübung, welche die Blutzirkulation erhöht und den Kreislauf aktiviert.

Beinkreisen einbeinig

Ausgangsposition: Legen Sie sich in Grundposition auf den Rücken. Die Beine sind aufgestellt, die Fußsohlen stehen am Boden. Die Arme liegen an den Seiten und werden während der Übung fest auf den Boden gepresst. Der Hals ist lang und entspannt, die Wirbelsäule neutral. Ihr Powerhouse ist angespannt.

Ablauf: Strecken Sie ein Bein im 90-Grad-Winkel zur Decke, strecken Sie die Zehenspitze und drehen Sie das Bein leicht aus der Hüfte auswärts. Dadurch wird erreicht, dass die Hüfte leichter in Kontakt mit der Matte gehalten werden kann. Atmen Sie ein und beginnen Sie, mit dem Bein zu kreisen. Dabei führen Sie es zunächst über den Körper und dann nach unten

herum wieder in die Ausgangsposition zurück. Atmen Sie aus und beenden Sie dabei den Kreis. Stellen Sie sich vor, Ihr Bein ist ein Pinsel, mit dem Sie große Kreise in die Luft malen. Achten Sie darauf, das Bein nicht zu stark aus der Hüfte heraus zu drehen. Es darf nur so weit hinuntergeführt werden, dass der Rücken den Kontakt mit der Matte nicht verliert. Die Hüfte sollte beim Kreisen nicht wackeln. Bei Schmerzen im Kniegelenk beugen Sie das Bein ganz leicht. Die Betonung der Bewegung liegt in der Aufwärtsbewegung. Ziehen Sie Ihren Bauchnabel

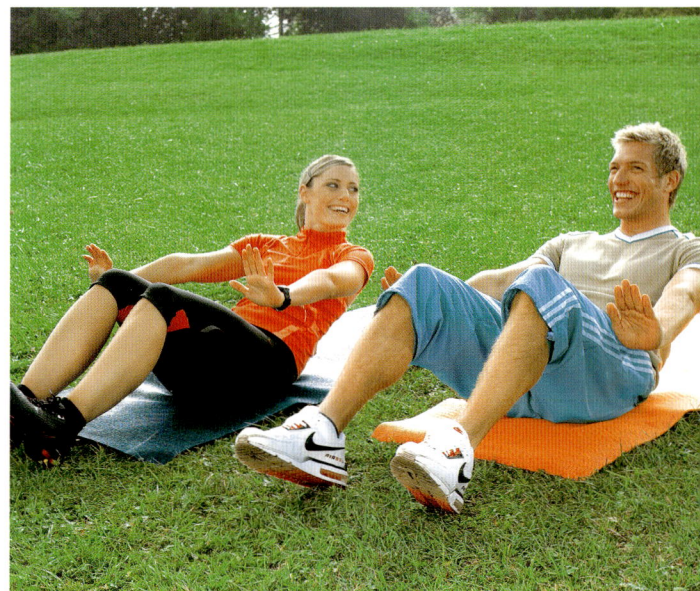

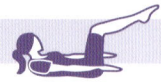

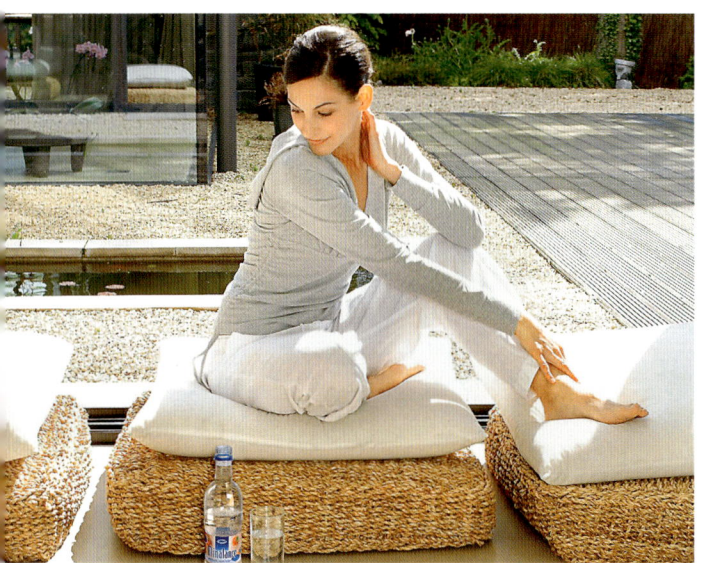

Zange

Ausgangsposition: Sie befinden sich in Rückenlage. Die Arme liegen entspannt an den Seiten.

Ablauf: Atmen Sie ein und spannen Sie Ihr Powerhouse an. Mit dem Ausatmen heben Sie Ihre Beine nacheinander vom Boden ab und halten sie im rechten Winkel in der Luft. Diese 90-Grad-Beugung der Beine wird während der Ausführung beibehalten. Atmen Sie ein. Dabei öffnen Sie die Beine zur Seite. Mit dem Ausatmen ziehen Sie Ihren Bauchnabel noch fester nach innen und pressen die Beine zusammen – nicht nur die Knie, sondern vor allem auch die Innenseiten der Ober- und Unterschenkel. Stellen Sie sich vor, dazwischen befände sich ein Luftballon, den Sie zusammendrücken müssen. Trotz des Luftballons müssen Sie es schaffen, Ihre Beine gegeneinander zu drücken. Achten Sie darauf, dass Sie dabei Ihre Schultern flach am Boden liegen lassen und vor allem im Nackenbereich nicht verspannen. Wiederholen Sie die Bewegung ungefähr zehnmal. Einatmen, dabei die Beine öffnen – ausatmen, dabei die Beine gegeneinanderpressen.

Variation: Alternativ können Sie die Übung auch so durchführen, dass Sie

dabei ganz fest zur Wirbelsäule. Lassen Sie Ihren Po beim Hochziehen auf der Matte. Wiederholen Sie die Kreise drei- bis fünfmal in eine Richtung. Danach wechseln Sie die Richtung. Ebenso verfahren Sie mit dem anderen Bein.

Variation: Wenn Sie etwas fortgeschrittener sind, können Sie die Kreise vergrößern, solange dabei die angesprochenen Punkte eingehalten werden. Sie trainieren bei dieser Übung den inneren und äußeren Oberschenkel, der sowohl gekräftigt als auch gedehnt wird. Die Beweglichkeit der Hüften wird gefördert und das Powerhouse gestärkt.

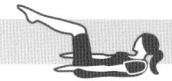

Ihre Füße zusammen lassen und nur die Knie öffnen und schließen (die Knie pressen den Luftballon zusammen). Bei dieser Variante werden vor allem Ihre Adduktoren (Oberschenkelinnenseiten) noch intensiver gekräftigt. Außerdem wird bei beiden Versionen der „Zange" das Powerhouse trainiert, und die Hüften werden gelockert.

Nussknacker (5)

Ausgangsposition: Der „Nussknacker" ist die etwas intensivere Fortführung der Variation der „Zange". Legen Sie sich auf den Rücken und heben Sie die Beine zur Decke. Sie können zur Unterstützung Ihres Beckens die flachen Hände unter das Gesäß und den unteren Rücken schieben, falls Ihnen das angenehm ist.
Die Beine sind in den Kniegelenken leicht gebeugt. Die Fersen werden zusammengepresst, die Zehenspitzen zeigen auseinander. Diese Spannung zwischen den Fersen wird die ganze Zeit beibehalten.
Ablauf: Pressen Sie Ihren Po zusammen und spannen Sie Ihr Powerhouse an. Atmen Sie ein und öffnen Sie die Knie zur Seite. Beim Ausatmen pressen Sie die Knie wieder zusammen.

Die Fersen drücken gegeneinander, während die Zehenspitzen so weit nach außen gedreht bleiben, wie das möglich ist. Stellen Sie sich vor, Sie müssen eine riesige Nuss mit Ihren Knien und Schenkeln knacken. Achten Sie darauf, im Schulter- und Nackenbereich locker zu bleiben. Knacken Sie ungefähr zehn bis 20 Nüsse. Am Schluss können Sie die Innenschenkel und Fußinnenränder zusammenpressen (jetzt auch die großen Zehen gegeneinanderdrücken!) und die Spannung

(5)

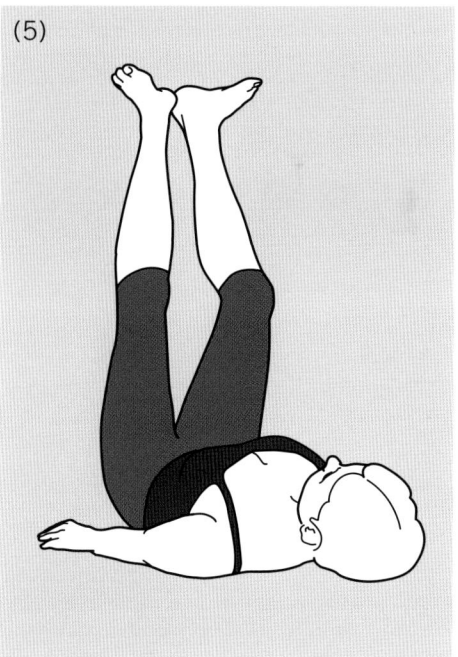

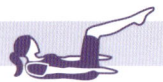

halten, solange es geht. Atmen Sie dabei unbedingt gleichmäßig ein und aus. Neben Ihrem Powerhouse kräftigen Sie hierbei vor allem Ihren Po und die Oberschenkelinnenseiten (Adduktoren).

Kniekippen

Ausgangsposition: Legen Sie sich auf den Rücken. Heben Sie die geschlossenen Beine an. Ober- und Unterschenkel bilden einen rechten Winkel. Die Arme liegen zur Seite ausgebreitet mit den Handflächen nach unten am Boden. Der Kopf ist gerade, der Nacken entspannt.

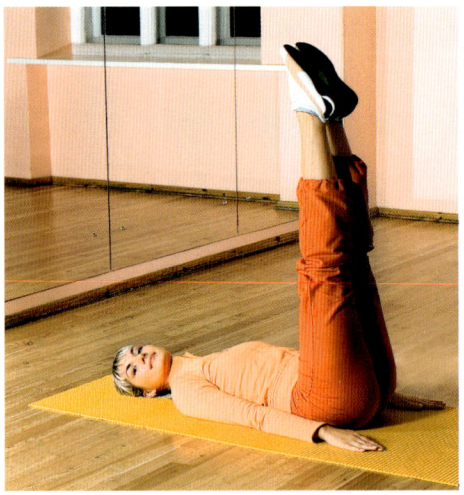

Ablauf: Atmen Sie ein und ziehen Sie Ihren Bauchnabel fest nach innen. Mit dem Ausatmen drehen Sie die geschlossenen Knie auf die rechte Seite und den Kopf in die Gegenrichtung. Achten Sie darauf, Ihr Powerhouse immer unter Kontrolle zu haben. Beide Schultern und Schulterblätter bleiben am Boden. Die Beine gehen nur so weit zur Seite, dass Sie mit ihrem Schultergürtel den Kontakt zur Matte halten können. Beim Einatmen führen Sie die Beine wieder in die Ausgangsposition. Anschließend wieder ausatmen und das Ganze zur anderen Seite wiederholen. Führen Sie fünf bis zehn Sätze durch, wobei ein Satz einmal nach rechts und einmal nach links kippen bedeutet. Pausieren Sie zwischendurch, wenn Sie merken, dass Sie im Bauch locker lassen oder die Schultern vom Boden heben. Mit dieser Übung kräftigen Sie die gesamte Bauchmuskulatur, vor allem die schrägen und quer verlaufenden Bauchmuskeln.

Tritte oben/unten (6)

Ausgangsposition: Hierbei befinden Sie sich in Seitlage. Dies ist eine neue Position, die bei einigen nachfolgenden Übungen ebenfalls vorkommt. Daher

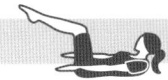

wird an dieser Stelle kurz die korrekte Ausgangslage für Übungen in Seitlage erläutert: Legen Sie sich so auf die Seite, dass sich Ellenbogen, Schultern, mittlerer Rücken, Po und die geschlossenen, gestreckten Beine in einer Linie befinden. Sie sollten in der Lage sein, diese Position stabil zu halten. Stellen Sie sich dabei vor, dass sich „Schulter über Schulter" und „Hüfte über Hüfte" befindet. Mit der Hand des unten liegenden Arms stützen Sie Ihren Kopf seitlich ab. Die Handfläche des oberen Arms drücken Sie vor sich auf den Boden. Stellen Sie sich dabei vor, dass Sie ein gefülltes Sektglas auf Ihrer Schulter balancieren müssen.

In der weiterführenden Position nehmen Sie die Hand des oberen Arms auch hinter Ihren Kopf und ziehen dabei Ihren Ellenbogen hoch. Stellen Sie sich vor, dieser ist mit einer Schnur an der Decke befestigt. Drücken Sie die untere Schulter nach unten, dadurch vergrößern Sie den Abstand zwischen Schultergelenk und Ohr. Spannen Sie Ihren Po an und bringen Sie Ihre Füße in die Pilates-Stellung. Hüfte und Schenkel werden dabei leicht nach außen gedreht gehalten. Der vordere Oberschenkel (Quadrizeps) wird entspannt, während

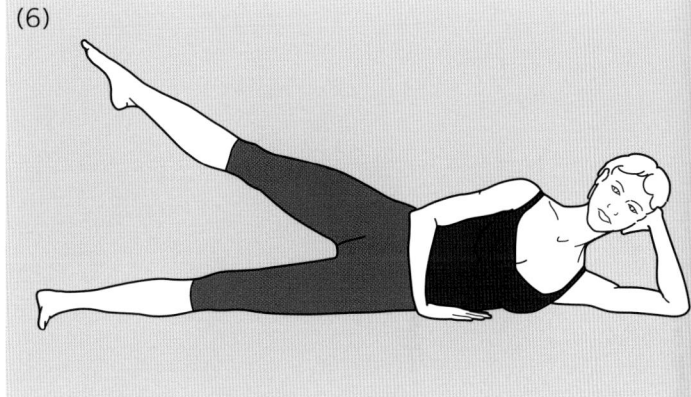

(6)

Hüfte und Po gekräftigt werden. Der obere Fuß bleibt lang gestreckt und in einer Linie mit der Hüfte. Sollten Sie im Nacken müde werden oder Schmerzen verspüren, können Sie Ihren unteren Arm ausstrecken und den Kopf einfach darauflegen. Alternativ können Sie zwischen Arm und Kopf auch ein kleines Kissen oder zusammengerolltes Handtuch legen. So halten Sie Ihre Halswirbelsäule in der gleichen Position wie in der eigentlichen Stellung.

Nun befinden Sie sich also in der Ausgangsposition für die Tritte nach oben und unten.

Ablauf: Aktivieren Sie Ihr Powerhouse. Atmen Sie ein und heben Sie dabei das obere Bein gerade in Richtung Decke. Dann atmen Sie aus und senken

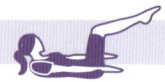

dabei das Bein wieder ab, wobei Sie versuchen sollten, der Schwerkraft zu widerstehen und das Bein weit aus der Hüfte herauszuziehen. Stellen Sie sich vor, Sie lägen mit dem Kopf an einer Wand. Darüber ist ein Seil mit einer Feder in der Mitte befestigt. Das andere Seilende ist um den Knöchel Ihres oberen Fußes gebunden. Die Feder zieht Ihr Bein zur Wand, und Sie arbeiten gegen diesen Widerstand, wenn Sie Ihr Bein nach unten bringen. Achten Sie darauf, dass Sie weder in der Taille noch in der Schulter einknicken, während Sie das Bein nach oben heben. Das Bein sollte nur so hoch kommen, dass es noch gerade bleibt. Lassen Sie Hüfte und Schenkel während der Bewegungsausführung immer leicht nach außen gedreht. Führen Sie die Tritte fünf- bis zehnmal auf jeder Seite durch. Hüfte, Po und Außenschenkel werden dabei gekräftigt, während die innere Oberschenkelmuskulatur gedehnt wird.

Kleine Beinkreise

Ausgangsposition: Sie starten aus der Grundposition in Seitlage (siehe Seite 54 f.). Ihre Füße befinden sich im Pilates-V, die Fersen liegen aufeinander.
Ablauf: Halten Sie Ihr Powerhouse stabil. Atmen Sie während der Übung gleichmäßig ein und aus.
Heben Sie die obere Ferse leicht von der unteren Ferse ab. Dann beginnen Sie, aus der Hüfte heraus das Bein in kleinen Kreisen erst nach vorn zu rotieren, dann nach hinten. Achten Sie darauf, die Kreise aus dem Hüftgelenk und aus dem Oberschenkel heraus auszuführen. Das Bein selbst bleibt dabei ganz gerade. Stellen Sie sich vor, die Fußspitze Ihres oberen Beins sei mit Farbe bestrichen und mit diesem Fuß sollen Sie nun kleine Kreise an die Wand malen. Sie müssen dabei

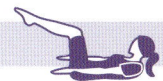

(7)

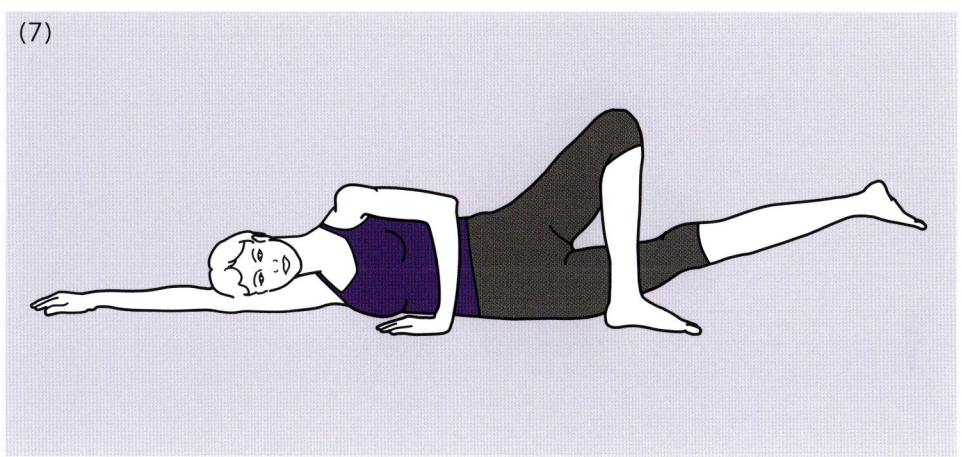

Ihren Fuß gegen die imaginäre Wand drücken. Dieses Bild hilft Ihnen, sich aus der Hüfte heraus zu strecken. Dabei sollten Sie vermeiden, im Becken nach vorn oder hinten zu kippen. Machen Sie jeweils fünf bis zehn Kreise vorwärts und danach rückwärts mit jedem Bein. Die Kräftigung spüren Sie in den Rückseiten der Hüften, im Po und in den Schenkeln. Außerdem trainieren Sie Stabilität und verbessern Ihr Gleichgewichtsempfinden.

Beinheben in Seitlage (7)

Ausgangsposition: Sie befinden sich in der Seitlage (siehe Seite 54 f.). Winkeln Sie Ihr oberes Bein an und stel-

len es mit der ganzen Fußsohle nach vorn auf, das Knie zeigt in Richtung Decke. Alternativ können Sie das Knie auch vor sich auf der Matte ablegen, wenn Sie das als angenehmer empfinden. Ihre obere Hand ist vor Ihrer Brust aufgestützt, achten Sie aber darauf, dass die obere Schulter nicht nach vorn fällt. Erhalten Sie Ihre Rückenspannung, insbesondere zwischen den Schulterblättern, aufrecht. Ihren Kopf können Sie auf dem ausgestreckten unteren Arm ablegen. Ihr unteres Bein ist aus der Hüfte heraus lang gestreckt und leicht auswärts gedreht. Atmen Sie ein, bauen Sie dabei die Bauchspannung weiter auf.
Ablauf: Mit dem Ausatmen heben Sie Ihr unteres Bein gestreckt von der

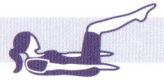

Matte ab, möglichst auch den Oberschenkel. Sie können die Bewegung langsam ausführen: Mit dem Einatmen das Bein heben, mit dem Ausatmen wieder absenken (aber nicht ganz ablegen!). Stellen Sie sich vor, auf Ihrem Bein läge ein Ziegelstein, den Sie gleichzeitig balancieren und heben müssen.

Sie können alternativ das Bein auch oben in Spannung halten und kleine kurze Kickbewegungen nach oben ausführen. Achten Sie dabei darauf, immer aus der Anspannung heraus zu arbeiten. Atmen Sie bei den kleinen

Ausreichend trinken

Der menschliche Körper braucht zwei bis drei Liter Flüssigkeit, um gesund und leistungsfähig zu bleiben. Wenn Sie viel schwitzen, z. B. beim Sport, kann der Bedarf schnell weiter ansteigen. Vergessen Sie also nicht, ausreichend zu trinken! Warten Sie nicht, bis Sie durstig sind. Dann ist es eigentlich schon zu spät.

Im „Fitness-Vorreiter-Staat" Kalifornien ist es gang und gäbe, stets mit einer Wasserflasche herumzulaufen. Ein durchaus nachahmenswerter Trend. Neben Wasser sind Kräutertees oder Saftschorlen ideale Durstlöscher.

Kicks nach oben jeweils immer kurz durch den geöffneten Mund aus. Kombinieren Sie die zwei Varianten, wenn Sie Lust haben. Führen Sie das Heben und Senken mindestens 15- bis 20-mal pro Seite aus. Sie kräftigen dabei hauptsächlich die innere Oberschenkelmuskulatur. Außerdem verbessern Sie Ihre Ganzkörperspannung und Ihr Gleichgewichtsempfinden.

Scheibe (8)

Ausgangsposition: Die Scheibe ist in diesem Programm die erste Übung in Bauchlage. Legen Sie sich dazu flach auf den Bauch. Ihre Füße sind ausgestreckt. Die Arme liegen mit den Handflächen zum Boden im 90-Grad-Winkel neben dem Oberkörper. Beginnen Sie, Grundspannung aufzubauen.

Ablauf: Atmen Sie ein. Mit dem Ausatmen ziehen Sie Ihren Bauchnabel an die Wirbelsäule. Denken Sie dabei an den „Mäusetunnel", den Sie halten wollen, um die kleine Maus unter Ihrem Bauch nicht zu zerquetschen. Po und Beine werden zusammengedrückt. Der Nacken bleibt lang, die Schulterblätter ziehen zusammen, und die Schulterblattspitzen werden „in die hintere Hosentasche geschoben" (also

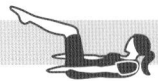

(8)

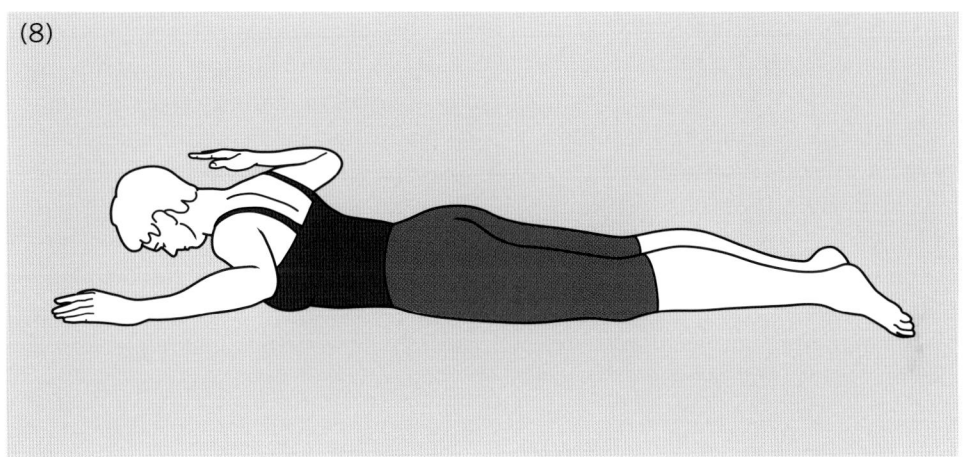

nach unten gezogen!). Heben Sie ihren Kopf leicht vom Boden weg, die Stirn zeigt dabei aber immer in Richtung Matte (den Kopf also nie in Richtung Nacken ziehen!). Die angewinkelten Arme werden ca. fünf bis zehn Zentimeter vom Boden angehoben. Stellen Sie sich vor, Ihre Arme lägen auf vielen kleinen Murmeln auf, die Sie in Bewegung bringen. Dazu kreisen Sie Ihre Arme leicht nach außen und atmen dabei aus. Wenn Sie die Arme wieder nach vorn ziehen, atmen Sie ein.

Anstrengend ist die Übung vor allem deshalb, weil Sie die Grundspannung die ganze Zeit aufrechterhalten sollten. Gerade der „Mäusetunnel" ist schwer zu halten, zumal Sie auch noch gleichmäßig ein- und ausatmen sollten. Vor allem zu Beginn sollten Sie deshalb öfter eine kleine Pause einlegen und kurz locker lassen. Danach können Sie sich wieder besser auf die durchgehende Rumpfspannung konzentrieren. Wenn Sie die Übung noch ein bisschen schwerer gestalten wollen, können Sie Ihre Beine dabei ganz leicht vom Boden abheben. Machen Sie zehn bis 15 Rotationsbewegungen, anfangs mit Pause, später – wenn möglich – ohne Unterbrechung. Sie trainieren dabei vor allem Ihren oberen Rückenbereich und Ihr Powerhouse.

Wenn Sie Ihre Beine leicht mit anheben, kräftigen Sie zusätzlich Ihren unteren Rückenbereich.

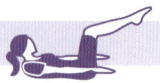

Übungen für Fortgeschrittene

Wenn Sie sich mit den Übungen für Einsteiger wohlfühlen und eine neue Herausforderung wünschen, ist es Zeit, zu komplexeren Bewegungen überzugehen. Inzwischen haben Sie bestimmt eine gute Grundlagenspannung aufgebaut und Ihre Koordinations- und Stabilisationsfähigkeit verbessert. Beides benötigen Sie nun auch, denn gerade bei den schwierigeren Bewegungsabfolgen sollten Sie die Präzision nicht vernachlässigen. Einige der nachfolgenden Übungen werden Sie aus dem Einsteiger-Programm kennen; der Schwierigkeitsgrad wird hier um eine Stufe erhöht. Nach wie vor sollten Sie aber keinen falschen Ehrgeiz entwickeln und die Übungen in der Version ausführen, die Ihren körperlichen Fähigkeiten angepasst ist.

Schulterbrücke mit Beinlift (9)

Ausgangsposition: Sie starten in der Grundposition in Rückenlage (siehe Seite 38). Die Beine sind angewinkelt und hüftbreit aufgestellt. Das Becken befindet sich in neutraler Lage.
Ablauf: Aktivieren Sie Ihr Powerhouse. Rollen Sie sich vom Becken aus Wirbel für Wirbel auf. Ihre Schulterblattspitzen sollten noch Kontakt zur Matte haben.
Atmen Sie ein. Verlagern Sie das Gewicht auf eine Fußsohle. Das andere Bein ziehen Sie gebeugt vom Boden weg und strecken es dann in Richtung Decke. Beim Ausatmen ziehen Sie Ihre Zehenspitzen an und senken das gestreckte Bein langsam nach unten ab, bis es sich ca. 30 Zentimeter über

(9)

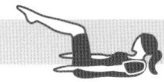

dem Boden befindet. Beim nächsten Einatmen heben Sie das lange Bein wieder nach oben zur Decke. Beim nächsten Ausatmen strecken Sie Ihren Fuß, beugen das Knie und stellen das Bein wieder auf dem Boden ab. Erhalten Sie die ganze Zeit die Powerhouse-Spannung aufrecht. Wenn Sie Probleme im unteren Rückenbereich haben oder wenn Ihnen die Übung allgemein sehr schwerfällt, dann senken Sie das gestreckte Bein nicht so tief ab. Arbeiten Sie ganz bewusst und langsam, um die Position zu finden, bei der Sie das Bein halten können, ohne die Rumpfspannung zu vernachlässigen. Arbeiten Sie im Wechsel mit dem rechten und linken Bein. Versuchen Sie, die Übung drei- bis fünfmal pro Seite zu wiederholen. Selbstverständlich können Sie zwischendurch auch Ihren Rücken Wirbel für Wirbel wieder abrollen, um sich kurz zu erholen.
Variation: Sie können aber auch einen anderen Rhythmus wählen. Ein Beispiel: einatmen – Grundspannung halten, ausatmen – aufrollen, einatmen – ein Bein nach oben strecken, ausatmen – das Bein absenken, einatmen – das Bein wieder nach oben ziehen, beugen und aufstellen, ausatmen – abrollen. Beim nächsten Durchgang wechseln Sie dann das Bein. Sie kräf-

(10)

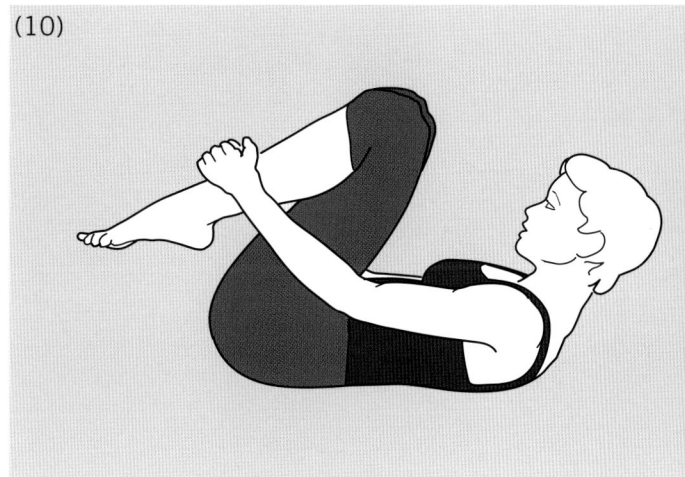

tigen dabei Ihre gesamte rückseitige Beinmuskulatur, Ihren Po und Ihren unteren Rücken. Außerdem wird das Powerhouse beansprucht.

Dehnung mit beiden Beinen I (10)

Diese Variante ist die Vorübung zur nachfolgend beschriebenen Übung. Führen Sie sie zum Einstieg einige Male durch, bevor Sie zur nächsten Stufe wechseln. Sie können auch bei dieser Version bleiben, wenn Sie Probleme im Rückenbereich haben.
Ausgangsposition: Legen Sie sich auf den Rücken.

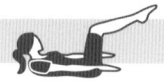

Ablauf: Atmen Sie aus, dabei werden beide Beine angezogen und an den Fußgelenken umfasst. Das Kinn wird in Richtung Brust gezogen, dabei heben Sie Kopf und Schultern leicht vom Boden ab. Die Schultern bleiben weg von den Ohren. Aktivieren Sie Ihr Powerhouse, indem Sie den Bauchnabel „nach innen saugen". Dann atmen Sie tief ein, strecken dabei beide Beine senkrecht nach oben und bringen sie in die Pilates-Stellung. Achten Sie darauf, dass Ihr unterer Rücken dabei immer den Kontakt zur Matte behält. Der Rumpf bleibt die ganze Zeit über ruhig und stabil. Die Arme werden parallel zum Boden ausgestreckt und bleiben in der Luft.

Beim nächsten Ausatmen ziehen Sie die Beine wieder an und umfassen die Fußgelenke. Erhalten Sie Ihre Bauchspannung aufrecht und lassen Sie den Kopf nicht nach hinten fallen. So vermeiden Sie einen schmerzenden Nacken. Falls dieses Problem dennoch auftritt, legen Sie den Kopf kurz ab. Oder Sie arbeiten vorerst mit einem Nackenkissen. Wiederholen Sie das Strecken und Anziehen der Beine fünf- bis zehnmal. Sie dehnen dabei Ihren Schulterbereich und die Beinrückseiten. Die Kräftigung erfolgt im Powerhouse, insbesondere in der langen geraden Bauchmuskulatur.

Dehnung mit beiden Beinen II (11)

Ausgangsposition: Diese Variante erfordert etwas mehr Kraft und Koordinationsvermögen. Die Startposition ist die gleiche, wie sie in der ersten Version beschrieben wird. Die Knie sind angezogen, die Hände umfassen die Fußgelenke, Kopf und Schultern sind leicht angehoben.

Ablauf: Aktivieren Sie zunächst Ihr Powerhouse. Atmen Sie ein, dabei werden die Arme nach hinten über den Kopf und die Beine vom Körper

(11)

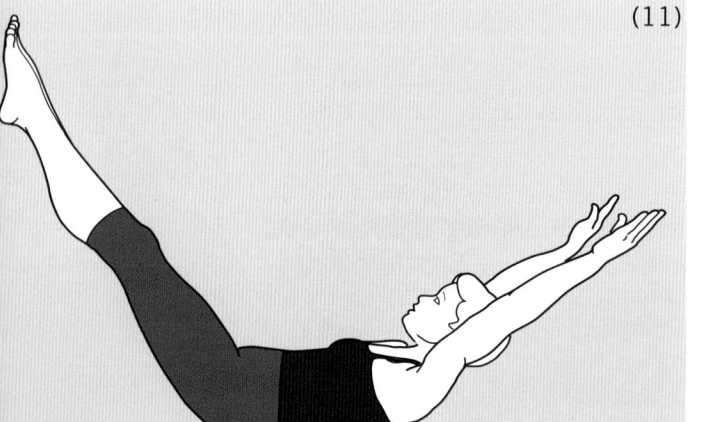

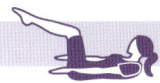

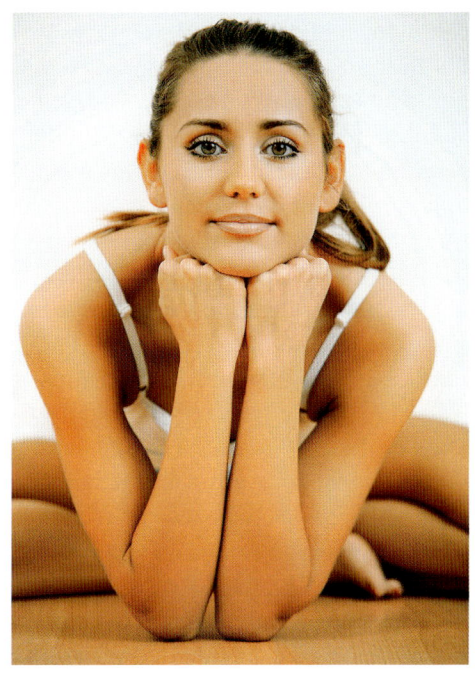

Achten Sie unbedingt darauf, dass der Rumpf beim Bewegen der Arme und Beine ruhig und stabil bleibt. Auch der Kopf und die Schultern bewegen sich nicht, während die Arme zurückschwingen. Wiederholen Sie die Bewegungsfolge fünf- bis zehnmal. Pausieren Sie nach Bedarf. Dies ist eine sehr intensive Übung für die Bauchmuskulatur. Außerdem wird bei der Koppelung von Arm- und Beinbewegung das Koordinationsvermögen trainiert.

Gerade Dehnung mit einem gestreckten Bein (Scherwechsel)

Ausgangsposition: Legen Sie sich auf den Rücken. Umfassen Sie beide Knie mit den Armen und ziehen Sie sie zur Brust.

Ablauf: Atmen Sie ein. Mit dem Ausatmen aktivieren Sie Ihr Powerhouse und heben den Kopf und die Schultern vom Boden weg. Das Kinn zieht leicht in Richtung Brustbein. Nun strecken Sie ein Bein nach oben aus, dabei umfassen Sie den Knöchel mit beiden Händen. Das andere Bein wird nach vorn ausgestreckt und knapp über der Matte in der Schwebe gehalten. Atmen Sie wieder ein. Beim Ausat-

weggestreckt. Versuchen Sie, die Beine in die Pilates-Stellung zu bringen. Die Beine sinken ungefähr in einem Winkel von 45 Grad nach unten bzw. so weit, dass Sie den Kontakt zwischen unterem Rücken und Matte nicht verlieren. Saugen sie den Bauchnabel ganz fest nach innen-oben in Richtung Wirbelsäule. Mit dem Ausatmen schwingen Sie Ihre Arme über die Seiten wieder zurück, ziehen die Knie an und umfassen mit den Händen die Fußgelenke.

men pressen Sie die Wirbelsäule noch fester auf die Unterlage. Stellen Sie sich vor, Ihr Rücken würde von der Matte wie ein starker Magnet angezogen. Beim nächsten Einatmen ziehen Sie das obere Bein zweimal leicht zu sich in Richtung Kopf. Danach wieder ausatmen und währenddessen die Beine schnell wechseln wie eine Schere. Greifen Sie nach dem Knöchel des anderen Beins und wiederholen Sie den Bewegungszyklus.

Wichtig ist, dass der Rumpf beim Beinwechsel, also während der Scherenbewegung, vollkommen angespannt und ruhig bleibt. Das Gewicht der Beine wird durch das Powerhouse

Mentale Kraft

Jeder noch so kleine flüchtige Gedanke formt Ihre Realität und wirkt sich energetisch auf Ihren Körper aus. Das hat nichts mit Esoterik zu tun. Es soll nur bedeuten, dass Sie es selbst in der Hand haben, wie erfolgreich sich Ihr Training auswirkt. Der Dichter Friedrich Schiller hat das einst in einem einzigen Satz ausgedrückt: „Es ist der Geist, der sich den Körper baut." Sie werden nur die Dinge im Leben erreichen können, von denen Sie gedanklich auch überzeugt sind, dass Sie sie erreichen werden.

gehalten, nicht vom Schultergürtel. Sollte Ihnen die Dehnung anfangs zu heftig sein, können Sie das obere Bein auch an der Wade oder an der Rückseite des Oberschenkels fassen. Vermeiden Sie nur, es in der Kniekehle festzuhalten. Dadurch kommt es nämlich leicht zu einer Beugung im Knie, und der Dehnungseffekt wird verringert. Wiederholen Sie die Übung in fünf bis zehn Sätzen, wobei ein Satz jeweils einen Beinwechsel rechts und links umfasst. Bauen Sie zwischendurch Pausen ein, wenn Sie Schmerzen im Nacken verspüren.

Durch die gerade Dehnung mit einem Bein kräftigen Sie Ihre Bauchmuskulatur sowie das gesamte Powerhouse. Außerdem wird die Muskulatur der Beinrückseiten gedehnt.

Säge (12)

Ausgangsposition: Setzen Sie sich in den Langsitz: Die Beine sind gestreckt und in leichter V-Form geöffnet. Die Zehenspitzen werden angezogen, die Beinrückseiten auf den Boden gedrückt. Die Hände befinden sich auf dem Boden.

Ablauf: Atmen Sie ein. Mit dem Ausatmen heben Sie Ihre Arme bis auf

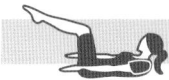

Schulterhöhe zur Seite an. Drehen Sie dabei die Handflächen nach vorn, die Daumen zeigen nach oben. Mit dem nächsten Einatmen richten Sie sich aus der Wirbelsäule in die Neutralstellung auf. Stellen Sie sich wieder den Ballon vor, der an Ihrem Kopf befestigt ist und Sie sanft nach oben zieht. Beim Ausatmen drehen Sie sich aus dem Oberkörper zur linken Seite, wobei die rechte Hüfte nicht abhebt. Beide Pohälften bleiben in Kontakt mit der Unterlage. Das Gewicht ist somit gleichmäßig auf beide Sitzbeinhöcker verteilt. Die rechte Hand kommt zur Außenkante des linken Fußes. Der rechte Rippenbogen zieht dabei diagonal zur linken Hüfte. Vermeiden Sie einen Rundrücken. Lehnen Sie sich auch nicht aus dem Nacken nach vorn. Die Schulterblätter sind tief. Bleiben Sie trotz Drehung des Oberkörpers in der axialen Verlängerung der Wirbelsäule. Der Bauchnabel ist nach innen gezogen. Der Blick folgt dem linken Arm, der nach hinten zeigt. Beim Einatmen drehen Sie sich wieder zur Mitte zurück. Dann wiederholen Sie die Drehung mit dem nächsten Ausatmen zur anderen Seite. Achten Sie unbedingt darauf, dass Sie die ganze Zeit angespannt und aufgerichtet sitzen. Die Füße bleiben ruhig

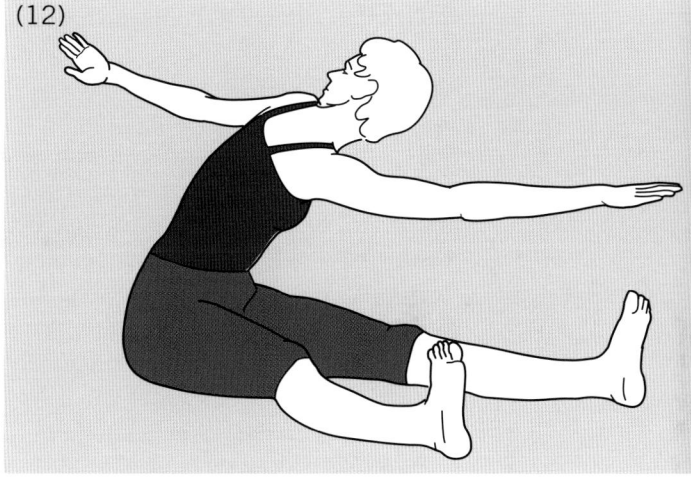

(12)

und fallen nicht nach innen oder außen. Bauch und Beckenboden sind aktiv (denken Sie an die enge Jeans und den Aufzug!). Wenn Sie Probleme im unteren Rückenbereich haben oder unter akuten Rückenschmerzen leiden, sollten Sie die Übung nicht machen. Wenn Sie Schmerzen im Schulterbereich verspüren, dann drehen Sie sich nur so weit, wie dies ohne Schmerzen möglich ist. Wiederholen Sie die Drehbewegung drei- bis fünfmal pro Seite. Die Säge ist eine Atemübung, die dazu dient, die verbrauchte Luft herauszupressen. Außerdem werden die Muskeln im Taillenbereich gestärkt und die rückseitigen Beinmuskeln sanft gedehnt.

Ein-Bein-Streckung II

Ausgangsposition: Sie liegen in der Grundposition in Rückenlage (siehe Seite 38). Die Beine sind hüftbreit aufgestellt.

Ablauf: Atmen Sie ein. Mit der Ausatmung spannen Sie Ihr Powerhouse an und heben den Kopf und die Schultern vom Boden weg. Ziehen Sie Ihr rechtes Knie an die Brust. Legen Sie Ihre linke Hand von innen an das Knie, die rechte Hand berührt den äußeren rechten Fußknöchel. Nun heben Sie das linke Bein gestreckt an und halten es in einem Winkel von ungefähr 45 Grad über dem Boden. Drücken Sie dabei Ihren unteren Rücken auf den

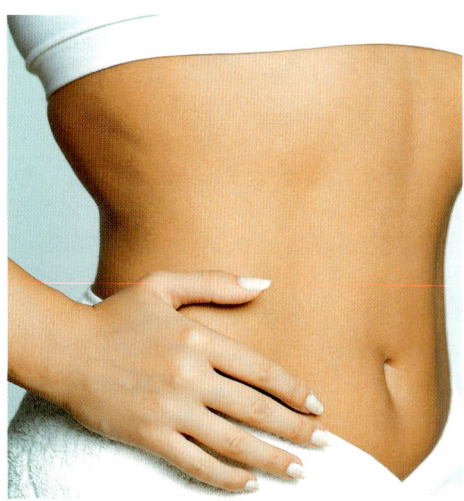

Boden. Atmen Sie wieder ein. Mit dem Ausatmen wechseln Sie die Seite, d. h., Sie ziehen Ihr linkes Bein heran, die rechte Hand geht von innen an das linke Knie und die linke Hand an den äußeren linken Knöchel. Das rechte Bein wird nach vorn ausgestreckt. Einatmen und den Zyklus wiederholen oder kurz pausieren. Rumpf und Schultern bleiben in einer Linie.

Wenn Sie Knieprobleme haben, fassen Sie Ihr Bein jeweils unter dem Oberschenkel. Der Po bleibt während der Streckung angespannt. Versuchen Sie, fünf bis zehn Sätze der Ein-Bein-Streckung II, wobei ein Satz jeweils einen Beinwechsel rechts und links umfasst.

Tipp: Legen Sie sich zwischendurch wieder auf die Matte, falls Sie die Spannung nicht die ganze Zeit aufrechthalten können. Der Bein- und Armwechsel ist anfangs gar nicht so leicht und fordert Ihre Koordinationsfähigkeit in großem Maße heraus. Außerdem werden Ihre Bauch- und Pomuskeln gekräftigt.

The Hundred II (13)

Ausgangsposition: Diese Variante ist die erste von insgesamt drei Steige-

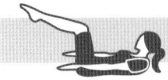

rungsmöglichkeiten der vereinfachten „The Hundred I". Legen Sie sich auf den Rücken und heben Sie nacheinander die Füße vom Boden ab. Die Beine bilden einen rechten Winkel, wobei die Fußspitzen etwas höher sind als die Knie. Po und Knie werden zusammengedrückt. Die Arme liegen lang seitlich neben dem Körper auf dem Boden.

Ablauf: Atmen Sie ein und aktivieren Sie Ihr Powerhouse. Drücken Sie mit dem Ausatmen Ihren Rücken weiter gegen die Unterlage. Dabei heben Sie den Kopf und den oberen Rücken so weit vom Boden ab, dass Sie die unteren Enden der Schulterblätter gerade noch am Boden spüren können. Blicken Sie auf Ihren Bauchnabel, dann stimmt die Position des Kopfs. Beginnen Sie nun, mit den gestreckten Armen einige Zentimeter über dem Boden auf- und abzupumpen. Dabei atmen Sie fünf Atemzüge lang stakkatomäßig durch die Nase in die Seiten ein und fünf Atemzüge lang stakkatomäßig durch den Mund wieder aus. Es gelten die gleichen Prinzipien wie bei der Übung „Hundred I": Erhalten Sie die Rumpfspannung die ganze Zeit aufrecht. Wenn der Nacken schmerzt, können Sie zwischendurch mit einer Hand den Kopf unterstützen, allerdings verliert die Übung so an Effek-

(13)

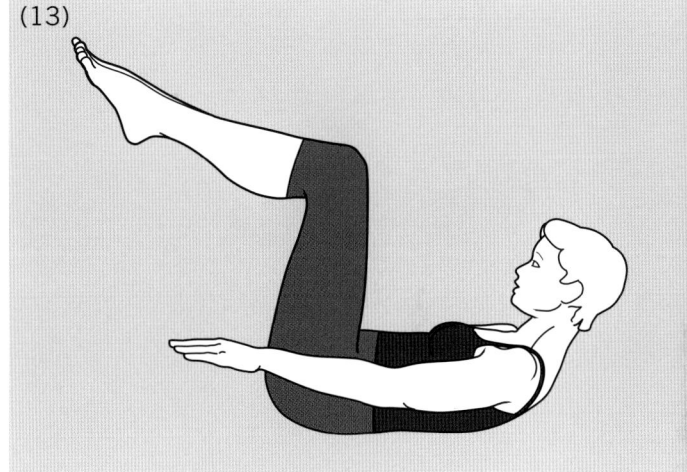

tivität. Sie können auch ein kleines Kissen verwenden, um den Kopf zu stützen. Lassen Sie dann aber trotzdem auf jeden Fall Ihren Bauchnabel an der Wirbelsäule. Andernfalls bringt die Übung wenig Nutzen. Machen Sie Pausen, wenn Sie die Anspannung nicht mehr korrekt halten können. Achten Sie darauf, Ihre Schultern sozusagen von den Ohren wegzuziehen, sonst verkrampfen der gesamte Schultergürtel und der obere Rückenbereich. Beginnen Sie zunächst mit drei Atemzyklen, das entspricht 30 Pumpbewegungen. Steigern Sie sich dann nach und nach bis zu zehn Atemzyklen, damit Sie auf „The Hundred" kommen. Sie trainieren Ihr gesamtes

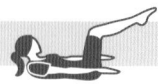

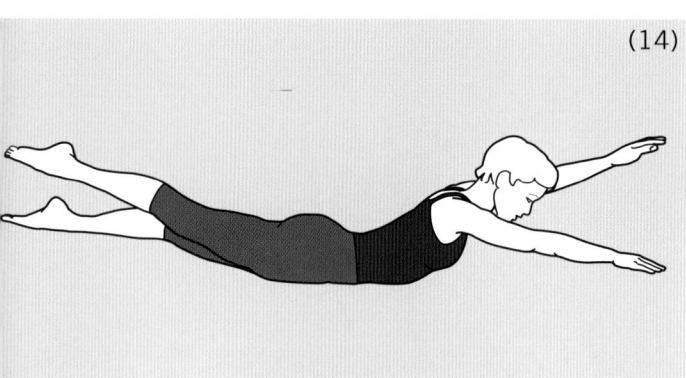

(14)

Powerhouse und verstärken die Blutzirkulation im Körper.

Swimming (14)

Ausgangsposition: Für diese Übung begeben Sie sich ausgestreckt in Bauchlage. Ziehen Sie Ihre Bauchmuskulatur nach oben-innen. Bringen Sie Ihre Beine in die Pilates-Stellung und drücken Sie die Fersen zusammen. Die Arme sind ausgestreckt, die Handflächen zeigen in Richtung Boden. Der Blick ist nach unten gerichtet (lange Halswirbelsäule!).

Ablauf: Atmen Sie ein. Dabei heben Sie Ihren rechten Arm und Ihr linkes Bein (oder umgekehrt) leicht vom Boden ab. Kopf und Brust werden ebenfalls leicht angehoben; dabei noch mehr auf die Spannung im Bauch achten. Dann die Seiten wechseln, linken Arm und rechtes Bein heben. Machen Sie kleine und schnelle, aber kontrollierte Paddelbewegungen mit Armen und Beinen, während Sie gleichmäßig ein- und ausatmen. Achten Sie darauf, dass Arme und Beine gerade bleiben und nicht zu weit auseinanderziehen. Der Rumpf bleibt die ganze Zeit stabil. Der Po ist fest zusammengekniffen, die Oberschenkel bleiben während der Paddelbewegung vom Boden weg. Stellen Sie sich vor, Sie lägen mit dem Bauch hoch oben auf einem dicken Wasserstrahl, der Ihren Bauchnabel nach innen drückt. Wiederholen Sie die Paddelbewegung ungefähr 20- bis 30-mal (oder auch öfter, sofern Sie die Spannung halten können!).

Tipp: Zur Entspannung Ihres unteren Rückens können Sie sich anschließend mit dem Po auf die Fersen setzen und mit rundem Rücken die Dehnung genießen. Sie trainieren mit dieser Übung Ihren ganzen Körper, insbesondere die Rückenstreckmuskulatur, vor allem auch den unteren Rücken und natürlich Ihr Powerhouse. Außerdem schulen Sie Ihr Stabilitätsempfinden und Ihre Koordinationsfähigkeit.

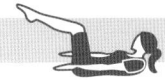

Fersentrommel (15)

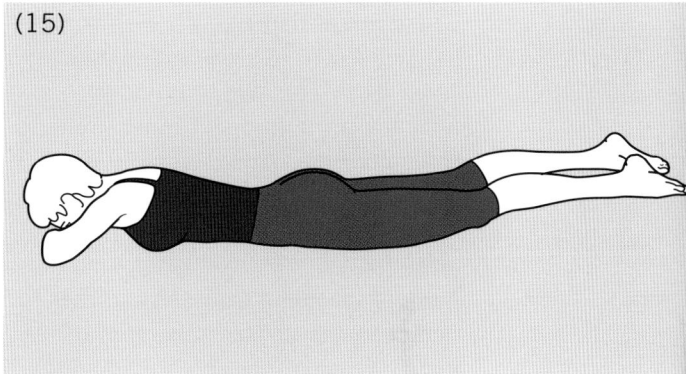

Ausgangsposition: Legen Sie sich auf den Bauch, die Beine werden im Pilates-V gegeneinandergedrückt. Die Hände liegen übereinander, die Stirn liegt auf den Handrücken. Spannen Sie Ihren Po fest an. Denken Sie auch an den „Mäusetunnel".

Ablauf: Atmen Sie ein. Beim Ausatmen heben Sie die Oberschenkel knapp vom Boden weg. Die Beine bleiben dabei ausgestreckt, die Fersen weiterhin zusammengedrückt. Beginnen Sie nun, Ihre Fersen leicht gegeneinanderzuschlagen. Atmen Sie auf fünf Schläge ein und auf fünf Schläge aus. Achten Sie darauf, die Fersen nur sanft gegeneinanderzuschlagen. Vermeiden Sie ein Hohlkreuz. Stellen Sie sich vor, Ihre Oberschenkel würden von einer breiten Schlinge gehalten, die Sie sanft nach oben zieht. Absolvieren Sie die Übung innerhalb von drei bis fünf Atemzyklen. Danach können Sie sich zur Entspannung für den unteren Rücken wieder auf die Fersen absetzen und den Oberkörper nach vorn hängen lassen.

Variation: Wenn Sie schon sehr fortgeschritten sind, können Sie die Übung erschweren. Dazu beugen Sie die Unterschenkel in einem 45-Grad-Winkel an, während Sie die Oberschenkel weiterhin vom Boden entfernt halten. Mit der Fersentrommel kräftigen Sie die Innen- und Rückseiten Ihrer Oberschenkel. Außerdem stärken Sie Ihren unteren Rücken und Ihr Powerhouse.

Tipp: Bei Schmerzen im unteren Rückenbereich sollten Sie die Übung besser nicht machen.

Liegestütz I

Der Liegestütz ist zu Unrecht so unbeliebt, denn er ist fast eine Wunderwaffe. Kaum eine andere Übung vereint eine Stärkung so vieler Muskeln. Deshalb sollte er auch in diesem Programm nicht fehlen. Keine Angst, falls Sie damit keine guten Erfahrungen gemacht haben! Hier wird die Übung von

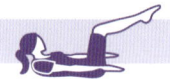

Grund auf erklärt und der Schwierigkeitsgrad wird in zwei Stufen erhöht. Jeder ist in der Lage, zumindest die erste Variante durchzuführen. Gehen Sie immer nur so weit, wie Sie sich mit der Übung wohlfühlen. Es besteht absolut kein Zwang, beide Varianten auszuführen.

Ausgangsposition: Den Liegestütz I beginnen Sie im Vierfüßlerstand. Das bedeutet, dass Sie sich auf Händen und Knien aufstützen. Die Hände sollten dabei eine senkrechte Linie mit Ihrem Schultergelenk bilden, Ihre Knie befinden sich zunächst ebenso in einer Linie mit dem Hüftgelenk. Der Kopf wird in Verlängerung der Wirbelsäule gehalten, der Blick geht in Richtung Boden.

Schmerzfrei

Durch eine falsche Fuß- oder Beinstellung, zu festes Anspannen oder Überdehnung der Muskeln werden oft Schmerzen in den Kniegelenken verursacht. Versuchen Sie daher bei allen Übungen, Ihre Knie „weich" zu lassen („soft knees") und zum Ausgleich die Muskeln von Innenschenkeln und Po zu aktivieren. Auch im Nacken können Schmerzen auftreten. Hier gilt: Je fester Ihr Powerhouse, desto besser wird die Nackenmuskulatur entlastet.

Ablauf: Atmen Sie ein. Beim Ausatmen aktivieren Sie Ihr Powerhouse. Der Bauchnabel zieht fest nach innenoben. Die Schultern werden tief gehalten (weg von den Ohren!), die Schulterblätter ziehen zusammen. Stellen Sie sich vor, Ihre Schulterblätter würden von einer großen Klammer umfasst, die nach innen zieht. Atmen Sie ein. Beim Ausatmen beugen Sie die Ellbogen und senken die Brust dabei in Richtung Boden. Gehen Sie nur so weit nach unten, dass Sie immer die Kontrolle über Ihre Bauchspannung behalten. Atmen Sie ein und drücken Sie sich wieder nach oben. Achten Sie darauf, die Ellbogengelenke dabei nicht durchzudrücken. Wiederholen Sie die Bewegung zehnmal, wenn Sie es gut schaffen auch öfter. Sie stärken damit Ihren gesamten Oberkörper, Ihren Schultergürtel und den Bizeps.

Liegestütz II

Ausgangsposition: Diese Übung unterscheidet sich von Liegestütz I durch die Position der Hüfte. Hier müssen Sie mehr von Ihrem eigenen Gewicht absenken und hochdrücken. Aus dem Vierfüßlerstand nehmen Sie dafür Ihre

Knie etwas weiter nach hinten und senken die Hüften, bis diese eine diagonale Linie mit dem Kopf und den Knien bilden. Die Hände stehen nach wie vor in einer senkrechten Linie mit dem Schultergelenk. Hier spüren Sie schon, dass mehr Gewicht auf Ihren Händen lastet. Die Bauch- und Rückenspannung ist deshalb noch wichtiger als vorher.

Ablauf: Aktivieren Sie Ihr Powerhouse und atmen Sie aus. Dabei senken Sie Ihren Oberkörper ab, maximal so weit, bis die Brust fast den Boden berührt. Gehen Sie nur so tief, dass Sie die Kontrolle über Ihre Anspannung nicht verlieren. Wiederholen Sie die Übung fünfmal oder so oft, wie Sie sie korrekt ausführen können.

Tipp: Zur Entspannung können Sie Ihre Arme weit nach vorn strecken, während der Po in der Luft bleibt, und dabei Brust und Schultergürtel dehnen.

Rutsche

Ausgangsposition: Diese Übung stammt aus dem Yoga und ist hier für Pilates leicht abgewandelt. Sie starten in Bauchlage. Der Kopf ist gerade, die Stirn liegt am Boden. Stützen Sie Ihre Unterarme parallel zum Oberkörper auf.

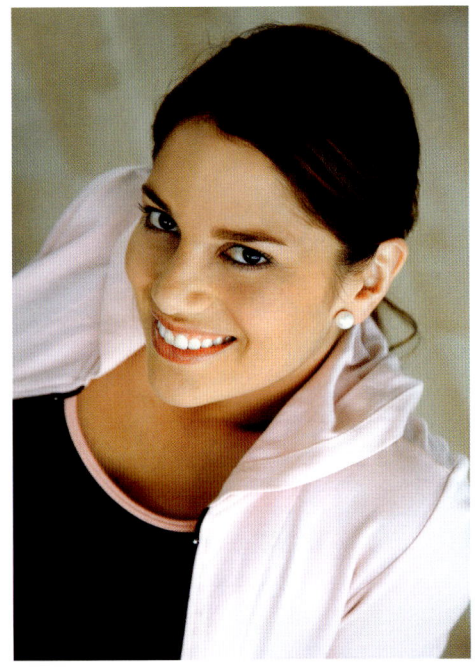

Ablauf: Aktivieren Sie Ihr Powerhouse, denken Sie dabei an den „Mäusetunnel"! Atmen Sie ein. Beim Ausatmen ziehen Sie den Bauchnabel noch fester nach innen, stützen sich auf die Unterarme und die Knie und drücken sich nach oben. Die Ellbogen befinden sich nun unter Ihren Schultern. Stellen Sie sich vor, Sie lägen mit dem Oberkörper auf einer Hebebühne, die langsam nach oben fährt. Die Knie und Unterschenkel bleiben zunächst noch am Boden. Halten Sie die Span-

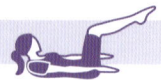

Wann Sie trainieren, ist vor allem eine Typfrage. Manche Menschen sind schon morgens nach dem Aufstehen putzmunter und voller Tatendrang. Diese Energie sollte dann am besten gleich fürs Training genutzt werden.
Andere hingegen kommen morgens nur schwer in Fahrt und fühlen sich abends voller Elan. In diesem Fall ist der frühe Abend wohl die bessere Zeit fürs Work-out.

Stufe zurück (Knie am Boden), bevor Sie mit immer noch eingezogenem Bauchnabel Ihren Oberkörper wieder auf die Matte zurücklegen.
Lassen Sie alle Muskeln locker und ruhen Sie sich kurz aus, bevor Sie von vorn beginnen. Machen Sie drei bis fünf Durchgänge. Sie stärken Ihre gesamte Bauch- und Rückenmuskulatur ebenso wie Ihren Schultergürtel. Außerdem arbeiten Sie hier an Ihrer Ganzkörperspannung.

nung. Das ist die erste Stufe. Trainieren Sie erst einige Zeit diese Version, bevor Sie die Übung erweitern.
Variation: Bei der zweiten Version atmen Sie bei aufgestütztem Oberkörper wieder ein. Mit dem nächsten Ausatmen stellen Sie Ihre Zehenspitzen auf, heben die Knie vom Boden weg und strecken die Beine. Ihr ganzer Körper befindet sich nun in einer geraden Linie. Achten Sie darauf, Ihr Gewicht nicht zu sehr auf den Schultergürtel zu verlagern. Halten Sie unbedingt Ihre Bauchspannung, keinesfalls dürfen Sie ins Hohlkreuz sinken. Atmen Sie gleichmäßig ein und aus und bleiben Sie so lange in der Position, wie Sie diese korrekt halten können. Dann gehen Sie zuerst wieder in die erste

Ein-Bein-Treten

Ausgangsposition: Diese Übung ist nicht ganz einfach. Die zuvor beschriebene Rutsche bereitet gut darauf vor. Denn bei der Rutsche befindet man sich fast schon in der Ausgangsposition für das Ein-Bein-Treten. Sie liegen zunächst in Bauchlage, die Ellenbogen und die Unterarme sind auf die Matte gestützt.
Ablauf: Atmen Sie aus, aktivieren Sie Ihr Powerhouse und drücken Sie sich dabei in den Knie-Unterarm-Stütz (vgl. Rutsche). Halten Sie unbedingt die Körperspannung. Atmen Sie wieder ein. Mit dem Ausatmen heben Sie ein Knie vom Boden ab und führen mit dem Unterschenkel des Beins ei-

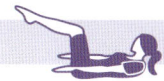

nen Doppelkick zum Po aus. Ziehen Sie dabei Ihre Zehenspitzen an und strecken Sie sie bei der Beinstreckung wieder. Atmen Sie erneut ein und setzen Sie zugleich das Knie wieder auf. Wiederholen Sie die Bewegung mit dem anderen Bein. Sie können dazwischen auch wieder in die Ausgangsposition kommen (Bauchlage), falls Sie zwischendurch eine kleine Pause einlegen wollen. Wenn Sie beim Kicken Schmerzen im Knie haben, führen Sie die Bewegung langsamer und weicher aus. Wiederholen Sie die

Übung drei- bis fünfmal mit jedem Bein. Machen Sie zwischendurch ruhig eine Pause. Sie trainieren mit dem Ein-Bein-Treten Ihre vordere und hintere Oberschenkelmuskulatur sowie Ihren Bizeps, Trizeps und Brustbereich. Darüber hinaus kräftigen Sie Ihr gesamtes Powerhouse.

Seitheben I

Ausgangsposition: Legen Sie sich auf die Seite. Der Körper bildet eine gerade Linie. Die Hüftknochen liegen dabei in einer vertikalen Linie übereinander. Der untere Arm ist lang gestreckt in Verlängerung des Kopfs. Die Beine bleiben während der gesamten Übung geschlossen.
Ablauf: Spannen Sie nacheinander Ihren Bauch, den Po und Ihre Oberschenkel an. Die Schultern werden nach unten gezogen, die Schulterblattspitzen werden gemeinsam nach unten geschoben. Halten Sie den Kopf in Verlängerung der Wirbelsäule. Für die erste Variante der Übung können Sie den Kopf aber auch auf den unteren Arm legen. Achten Sie dann nur darauf, dass Ihre obere Schulter nicht nach vorn fällt. Stützen Sie sich mit Ihrer oberen Hand vorn am Boden ab.

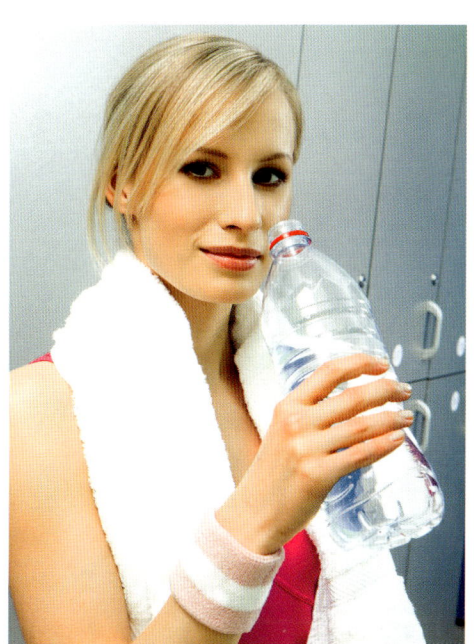

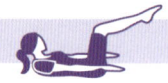

Atmen Sie ein. Mit dem Ausatmen heben Sie die Beine vom Boden ab, so weit es geht, ohne an Anspannung zu verlieren oder nach hinten oder vorn zu kippen. Sie können die Beine als statische Übung oben halten und dabei gleichmäßig ein- und ausatmen. Sie können die Übung aber auch in Bewegung durchführen. Dabei heben und senken Sie die Beine langsam und kontrolliert. Mit dem Anheben ausatmen, mit dem Absenken einatmen. Versuchen Sie während einer Übungssequenz die Beine beim Absenken nicht ganz abzulegen. Die Grundspannung bleibt die ganze Zeit erhalten. Wenn möglich heben Sie die Beine 30 Sekunden oder länger an bzw. heben und senken die Beine zehn- bis 15-mal, bevor Sie eine Pause machen oder die Seite wechseln. Sie kräftigen

Ihre quer verlaufende Bauchmuskulatur, den Bereich von Hüfte und mittlerer Pomuskulatur sowie Ihr gesamtes Powerhouse. Außerdem verbessern Sie die Ganzkörperspannung und das Gleichgewichtsempfinden. Dies – vor allem Letzteres – trifft auch verstärkt auf die folgenden Varianten Seitheben II und III zu.

Seitheben II (16)

Ausgangsposition: Ausgangsposition ist die Lage von Seitheben I. Sie liegen bereits angespannt mit angehobenen Beinen auf der Seite.

Ablauf: Nun ziehen Sie mit Ihrem oberen, gestreckten Arm in Richtung Füße. Dabei können Sie sich ruhig etwas vom unteren Arm abdrücken; der untere Schulter- und Brustbereich hebt sich dann leicht vom Boden ab. Atmen Sie ein. Mit dem Ausatmen versuchen Sie, gleichzeitig die geschlossenen Beine zu heben und mit dem oberen Arm in Richtung Füße zu ziehen, ohne dabei nach vorn oder hinten zu kippen. Der Körper behält seine gerade Linie. Beim Einatmen Beine und Oberkörper leicht absenken (nicht ganz ablegen!), beim Ausatmen wieder anheben. Stellen Sie sich vor,

(16)

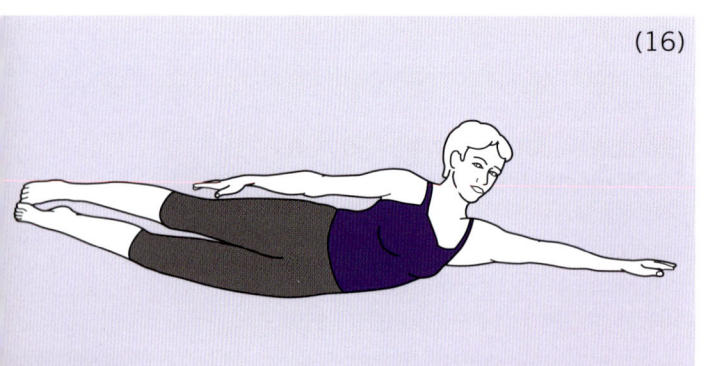

Sie lägen mit zusammengebundenen Beinen seitlich in einer ganz engen Spalte und wollten mit der Hand Ihren Unterschenkel berühren. Das Einzige, was Ihnen bleibt, ist, die Beine und den Oberkörper zu heben.

Achten Sie darauf, dass der Kopf in neutraler Position bleibt und dass Sie immer die Kontrolle über die Rumpfmuskulatur behalten. Wiederholen Sie das Heben und Senken mindestens zehnmal auf jeder Seite.

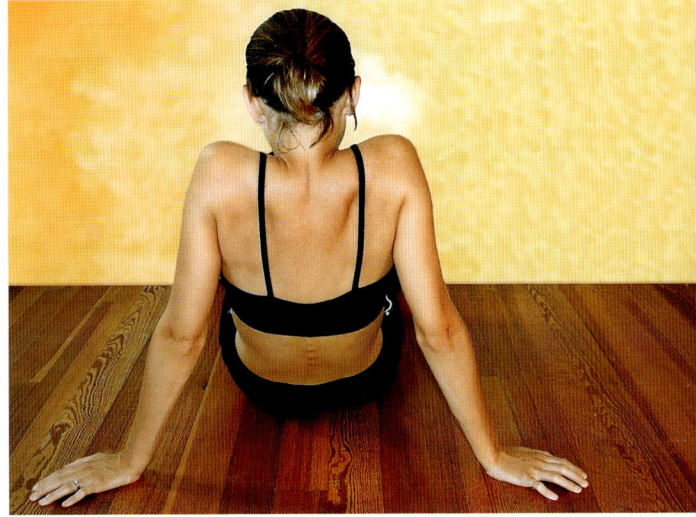

Seitheben III

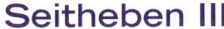

Ausgangsposition: Ausgangsposition für die letzte Variante des Seithebens ist die Lage von Seitheben II. Sie liegen bereits angespannt mit leicht angehobenen Beinen und Oberkörper auf der Seite. Der untere Arm stützt nur mit der flachen Hand am Boden auf.

Ablauf: Beim Einatmen ziehen Sie den oberen gestreckten Arm in einer Bogenbewegung weit über den Kopf hinaus. Beim Ausatmen führen Sie den Arm im gleichen Bogen wieder zurück in Richtung Füße. Die Beine werden dabei die ganze Zeit oben gehalten. Erhalten Sie während der Ausführung unbedingt Ihre Powerhouse-Spannung aufrecht. Wichtig ist hier auch ganz

besonders, dass der Kopf nicht abknickt, sonst wird die Halswirbelsäule unnötig stark belastet. Führen Sie fünf bis zehn Bogenbewegungen auf jeder Seite aus.

Übungsprogramme

Im abschließenden Teil werden verschiedene Übungsprogramme vorgestellt. Sie können diese Programme übernehmen oder sich eigene Abfolgen zusammenstellen. Für Einsteiger ist es vielleicht einfacher, zunächst nach einem fertig zusammengestellten Programm zu üben.

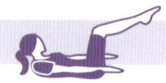
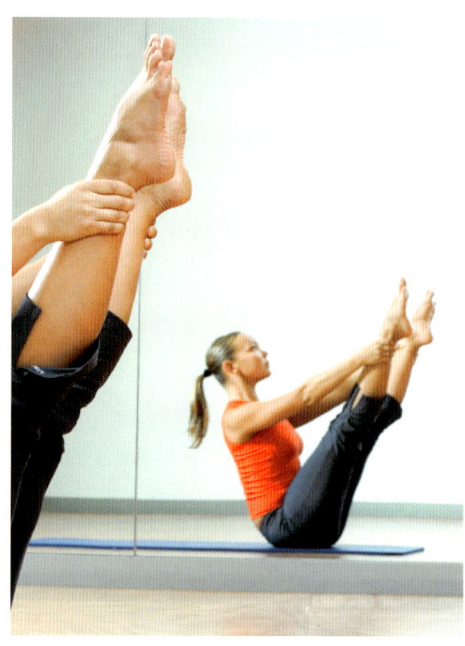

sind als die angegebenen. Bleiben Sie flexibel und tauschen Sie immer einmal wieder einzelne Übungen aus. Im Folgenden finden Sie jeweils ein Kurzprogramm für Einsteiger und für Fortgeschrittene. Die Dauer hierfür beträgt etwa 15 bis 20 Minuten.

Kurzprogramm für Einsteiger

Auch wenn Sie nur wenig Zeit haben – machen Sie sich ein bisschen warm. Ihr Kreislauf kommt dabei leicht in Schwung. Außerdem stimmen Sie sich so mental auf die vor Ihnen liegende Übungseinheit ein.
Geeignet sind folgende Warm-ups: Armheben, Seitdehnung, Schulterkreisen, Ab- und Aufrollen im Stand sowie Kopfkreisen.
Setzen Sie sich anschließend auf Ihre Matte. Umfassen Sie ein Bein mit beiden Händen und rollen Sie sich langsam auf den Rücken. Sie starten in der Relaxation-Position.
Aufrollen I oder II (aus den Basisübungen): Bleiben Sie nach dem letzten Mal Aufrollen sitzen und entspannen Sie sich kurz. Dann fassen Sie Ihr rechtes Bein und starten mit der Ein-Bein-Streckung.

Die Abläufe in den jeweiligen Programmen sind so gestaltet, dass die Übergänge fließend sind. Die genaue Ausführung der einzelnen Übungen lesen Sie bitte jeweils ab Seite 32 nach. Die Übungen ergänzen sich, und alle Positionen sind berücksichtigt. Da es sich immer nur um exemplarische Übungsabfolgen handelt, werden Sie nicht alle der vorher beschriebenen Übungen wiederfinden. Die Programme würden sonst viel zu lange dauern. Das bedeutet aber keinesfalls, dass nicht aufgeführte Übungen schlechter

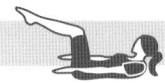

Ein-Bein-Streckung I: Ziehen Sie am Ende beide Knie an die Brust. Dann stellen Sie Ihre Füße nacheinander hüftbreit geöffnet auf den Boden. Sie befinden sich jetzt in der Grundposition in Rückenlage und können das Aufrollen mit Langsitz starten.

Aufrollen mit Langsitz: Bleiben Sie nach dem letzten Mal Aufrollen sitzen. Entspannen Sie kurz. Dann ziehen Sie Ihre Knie nacheinander heran und fassen die Beine unter den Oberschenkeln. Sie befinden sich in der Startposition für das Rollen wie ein Ball.

Rollen wie ein Ball: Nach dem letzten Hochrollen stellen Sie Ihre Füße nacheinander auf den Boden. Halten Sie noch Ihre Bauchspannung, während Sie sich langsam mit rundem Rücken einmal abrollen. Lockern Sie, wenn Sie unten angekommen sind, Ihre Beine etwas und atmen Sie entspannt ein und aus. Sie befinden sich nun in der Grundposition in Rückenlage. Von hier aus starten Sie die Übung „The Hundred I".

The Hundred I: Legen Sie nach Beendigung der Übung den Oberkörper ab. Entspannen Sie sich kurz, lockern Sie Ihre Schultern und drehen Sie Ihren Kopf ganz sanft nach rechts und links. Das tut dem eventuell verspannten Schulter- und Nackenbereich gut.

Dann schließen Sie die Beine und drehen vorsichtig beide Beine auf eine Seite. Der Oberkörper folgt auf die gleiche Seite. Begeben Sie sich in die Ausgangsposition für die Übungen in Seitlage und beginnen Sie mit den kleinen Beinkreisen.

Kleine Beinkreise: Nach Ausführung der Übung mit beiden Beinen können Sie sich von der Seitlage einfach weiter in die Bauchlage drehen. Entspannen Sie noch einmal die Schultern. Drehen Sie Ihre Beine einige Male sanft aus dem Becken hin und her. Das lockert das Hüftgelenk. Dann nehmen Sie die Grundspannung und Ausgangsposition für die „Scheibe" ein, welche die letzte Übung im Kurzprogramm für Einsteiger ist.

Scheibe: Wenn Sie die „Scheibe" beendet haben, können Sie sich auf Ihre Handflächen stützen und den Oberkörper hochdrücken. Setzen Sie sich auf Unterschenkel und Fersen ab. Lassen Sie die Arme ausgestreckt vorn. So dehnen Sie Ihren Schulter- und Brustbereich sowie den Rückenstrecker. Danach können Sie sich noch einmal absetzen und auf den Rücken rollen. Nehmen Sie wieder die Relaxation-Position ein und entspannen Sie sich für ein paar Minuten. Atmen Sie dabei tief und gleichmäßig bis in den Bauch.

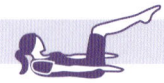

Gehen Sie im Geiste die Übungsfolge noch einmal durch. Machen Sie sich bewusst, was Sie Ihrem Körper Gutes getan haben.

Rekeln und strecken Sie sich und stehen Sie dann vorsichtig auf.

Kurzprogramm für Fortgeschrittene

Bemühen Sie sich hier noch intensiver als im Einsteigerprogramm darum, die Übergänge zwischen den einzelnen Übungen fließend ineinandergreifen zu lassen. Selbstverständlich können Sie nach Bedarf pausieren, versuchen Sie dabei aber, die Pausen möglichst kurz zu halten.

Los geht's: Wärmen Sie sich auf, wie im Kurzprogramm für Einsteiger beschrieben.

Setzen Sie sich anschließend auf Ihre Matte und rollen Sie sich langsam nach unten ab. Atmen Sie noch einmal ganz tief ein und aus. Dann bauen Sie in der Grundposition in Rückenlage Schritt für Schritt die Körperspannung auf und starten mit der ersten Übung.

Schulterbrücke mit Beinlift: Nach dem letzten Mal abrollen heben Sie nacheinander die Beine vom Boden und ziehen die Knie in Richtung Brust. Sie können dabei zur Entspannung auch einige Male die Knie im Wechsel heranziehen oder die Beine festhalten und den Rücken kreisen. Dann legen Sie Ihr Steißbein wieder ab und starten mit der Ein- Bein-Streckung II.

Ein-Bein-Streckung II: Von dieser Bewegungsfolge können Sie gleich fließend in die nächste übergehen. Halten Sie einfach nach dem letzten Wechsel einen Fuß am Knöchel fest und strecken Sie das Bein nach oben. Schon befinden Sie sich in der Startposition für den Scherwechsel.

Gerade Dehnung mit einem Bein (Scherwechsel): Lassen Sie nach dem letzten Scherwechsel die Füße gleich vom Boden weg. Umfassen Sie Ihre Knie oder Unterschenkel mit beiden Händen. Legen Sie den Kopf und die Schultern kurz ab und versuchen Sie, den Nacken zu entspannen. Kreisen Sie den Rücken einige Male hin und her. Atmen Sie dabei gleichmäßig ein und aus. Erholen Sie sich auf diese Weise ein wenig und sammeln Sie Kraft für die nächste anspruchsvolle Übung „The Hundred II".

The Hundred II: Stellen Sie nach „The Hundred II" die Füße wieder nacheinander auf dem Boden ab. Lockern Sie die Beine und schließen Sie sie dann. Der Kopf liegt entspannt auf der

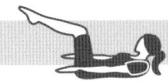

Matte. Drehen Sie mit dem Ausatmen die Knie auf eine Seite, der Oberkörper folgt den Beinen. Begeben Sie sich in die Seitlage, das ist die Ausgangsposition für die nächste Übung, das Seitheben. Hier können Sie zwischen den drei Varianten diejenige wählen, die Ihrem Trainingsstand am besten entspricht.

Seitheben I, II oder III: Von der Seitlage können Sie sich gleich weiter in die Bauchlage rollen. Lockern Sie zunächst Schultern und Beine. Dann bauen Sie Ihre Grundspannung in der Bauchlage auf.

Achten Sie besonders auf den bereits beschriebenen „Mäusetunnel".

Swimming: Nach dem letzten Paddeln ziehen Sie Ihre Ellenbogen an den Oberkörper und kommen in den Unterarmstütz. Erhalten Sie Ihre Powerhouse-Spannung aufrecht. Je nachdem, wie viel Kraft Sie noch haben, lassen Sie bei der nun folgenden „Rutsche" die Knie am Boden (das ist leichter!) oder strecken die Beine und machen sich steif und flach wie ein Brett (das ist schwieriger!).

Rutsche: Senken Sie am Ende erst Ihre Knie auf den Boden ab. Dann ziehen Sie Ihren Po zu den Fersen und setzen sich ab. Die Arme bleiben lang nach vorn gestreckt. Sie dehnen so Ihren

Rücken- und Schulterbereich. Nun sind Sie gerüstet für die letzte Übung aus dem Kurzprogramm, die Liegestütze. Diese fordert noch einmal Ihre ganze Aufmerksamkeit und Energie. Kommen Sie wieder auf die Knie, stützen Sie sich nach vorn auf die Handflächen und senken Sie die Hüften. Vergessen Sie auch hier nicht, ein letztes Mal Ihr gesamtes Powerhouse angespannt zu halten!

Liegestütz II: Geschafft! Das Programm war knapp, aber anstrengend. Gönnen Sie sich noch eine kurze Erholungspause, bevor Sie sich wieder in Ihren Alltag stürzen. Entspannen Sie sich für zwei bis drei Minuten in der Relaxation-Position. Schließen Sie die Augen. Atmen Sie gleichmäßig, tief und entspannt in den Bauch ein und wieder aus. Die Bauchdecke hebt sich mit dem Einatmen und senkt sich mit dem Ausatmen. Lassen Sie Ihre Muskeln ganz locker. Geben Sie Ihr Gewicht an den Boden ab, sinken Sie gedanklich in warmen, weichen Sand („Imprinting"). Rollen Sie sich dann über die Seitlage nach oben in die Sitzposition. Lassen Sie Ihrem Kreislauf kurz Zeit zur Anpassung, bevor Sie aufstehen. Sie werden staunen, wie erfrischt und energiegeladen Sie sich fühlen!

Register

Bildnachweis

Wir bedanken uns herzlich bei allen Bildlieferanten, die uns durch die Bereitstellung von Abbildungen freundlicherweise unterstützt haben.

Compact Verlag: 11
djd deutsche journalisten dienste: djd/WMT Weiser Medizintechnik 8, djd/Arcon Vertrieb 9, djd/Asche Chiesi GmbH 13, djd/Lefax 16, djd/Posterisan 20, djd/Dr Wolz Zell Hefepräparate GmbH 23, djd/Apotheker Walter Bouhon GmbH 27, djd/Oekolp 37, djd/Evomed 43, djd/RatGeberZentrale 47, djd/Staatlich Fachingen 52
fotolia.com: Kzenon 6; iofoto 15, 39, 45; Andres Rodriguez 17, 50; .shock 18, 31; Yuri Arcurs 21, 24; Viktoriya Baybuza 22; Andrejs Pidjass 25, 54, 71; Blue-Fox 33; pressmaster 34, 56, 73; Mitarart 36; Radu Razvan 38; ISO K° - photography 41; EastWest Imaging 46; Veronica Duren 49; Dash 63, 66; Varina Patel 75
Klosterfrau Gesundheitsdienst: 19, 29, 35, 51
mauritius images: 4, 32, 76
Picture alliance: picture-alliance/dpa 14
Sport Thieme GmbH, www.sport-thieme.de: 5
Übungsillustrationen: Leonhard Büttner
Symbole in Kopfzeilen und Kästen: Doris Oppenauer